HISTOIRE DE LA NUTRITION AU SÉNÉGAL

Des fondements précoloniaux aux défis contemporains

Mohamadou Guélaye SALL

HISTOIRE DE LA NUTRITION AU SÉNÉGAL

Des fondements précoloniaux aux défis contemporains

Préface du Pr Issakha DIALLO

L'Harmattan Sénégal

10 VDN, Sicap Amitié 3, Lotissement Cité Police, DAKAR

senharmattan@gmail.com
senlibrairie@gmail.com

ISBN : 978-2-336-56398-5
EAN : 9782336563985

SOMMAIRE

LISTE DES SIGLES ET ACRONYMES

AEN :	Actions Essentielles en Nutrition
AGETIP :	Agence d'Exécution des Travaux d'Intérêt Public
AOF :	Afrique Occidentale Française
ASE :	Aliments de Sevrage Enrichis
BANAS :	Bureau National d'Alimentation et de Nutrition Appliquée du Sénégal
BM :	Banque Mondiale
CCC :	Communication pour un Changement de Comportements
CILSS :	Comité permanent Inter-Etats de Lutte contre la Sécheresse dans le Sahel
CIRAD :	Centre de coopération Internationale en Recherche Agronomique pour le Développement
CLM :	Cellule de Lutte contre la Malnutrition
CREN :	Centres de Récupération et d'Education Nutritionnelle
CRS :	Catholic Relief Services
DANSE :	Division de l'Alimentation, de la Nutrition et Survie de l'Enfant
DHS- MICS :	Demographic Health- Survey- Multiple Indicators Cluster Survey
DPNDN :	Document de Politique Nationale de Développement de la Nutrition
EDS :	Enquête Démographique et de Santé

ENSUT :	École Nationale Supérieure Universitaire de Technologie
EPAA :	Essais de Pratiques Alimentaires Améliorées
FAO :	Organisation des Nations Unies pour l'Alimentation et l'Agriculture
FMI :	Fonds Monétaire International
IHAB	Initiative Hôpitaux Amis des Bébés
IPDSR :	Institut de Population, Développement et Santé de la Reproduction
IRD :	Institut de Recherche pour le Développement
ITA :	Institut de Technologie Alimentaire
LPDN :	Lettre de Politique de Développement de la Nutrition
MNT :	Maladies Non Transmissibles
NASAN :	Nouvelle Alliance pour la Sécurité Alimentaire et la Nutrition
OCCGE :	Organisation de Coordination et de Coopération pour la lutte contre les Grandes Endémies en Afrique de l'Ouest
ODD :	Objectifs de Développement Durable
OMS :	Organisation Mondiale de la Santé
ONG :	Organisation Non Gouvernementale
ORANA :	Office de Recherche sur l'Alimentation et la Nutrition Africaine
PAIN :	Paquet d'Activités Intégrées de Nutrition
PAM :	Programme Alimentaire Mondial
PAP :	Plan d'Actions Prioritaires
PAS :	Programme d'Ajustement Structurel

PCIME :	Prise en Charge Intégrée des Maladies de l'Enfant
PDC :	Plan de Développement Communal
PISEN :	Programme Intégré de Santé et d'Education Nutritionnelle
PMI :	Protection Maternelle et Infantile
PNC :	Projet de Nutrition Communautaire
PNUD :	Programme des Nations Unies pour le Développement
PPNC :	Projets Pilotes de Nutrition Communautaire
PPNS :	Programme de Protection Nutritionnelle et Sanitaire
PQDES :	Plan Quadriennal de Développement Économique et Social
PRN :	Programme de Renforcement de la Nutrition
PRSN :	Programme de Réhabilitation et de Surveillance Nutritionnelle
PSE :	Plan Sénégal Emergent
PSMI/PF :	Programme de Santé Maternelle et Infantile/Planification Familiale
PSMN :	Plan Stratégique Multisectoriel de Nutrition
PVVIH :	Personnes Vivant avec le Virus de l'Immunodéficience humaine
SANAS :	Service de l'Alimentation et de la Nutrition Appliquée du Sénégal
SMART :	Standardized - Monitoring - Assesment - Relief - Transition
SMI :	Santé Maternelle et Infantile

UCAD :	Université Cheikh Anta Diop
UNESCO :	Organisation des Nations Unies pour l'Education, la Science et la Culture
UNFPA :	Fonds des Nations Unies pour la Population
UNICEF :	Fonds des Nations Unies pour l'Enfance
URN :	Unités de Récupération Nutritionnelle
USA :	United States of America

DÉDICACES

- À la mémoire de mes parents, qui m'ont transmis, par l'exemple, les valeurs de rigueur, de travail, d'humilité et de dévouement.
- A mon épouse Dieynaba NDIAYE pour Tous les sacrifices
- À mes enfants et petits-enfants, pour qu'ils prennent conscience que le savoir n'a de sens que s'il est mis au service du bien commun.
- A mes frères et sœurs pour les marques permanentes d'attention. Merci

  TATA BIN
- À toutes les générations de professionnels de la santé, chercheurs et acteurs communautaires, qui œuvrent, souvent dans l'ombre, à améliorer la nutrition et la santé des populations au Sénégal et en Afrique

Enfin, je dédie ce travail à tous les enfants du Sénégal et d'Afrique, pour qu'ils grandissent en bonne santé, bien nourris, et portés par le savoir et l'espérance.

Je demeurerai éternellement « leur esclave » !!!

REMERCIEMENTS

Ce livre est l'aboutissement d'un long parcours scientifique, professionnel et humain. Je tiens à exprimer ma profonde gratitude à toutes celles et tous ceux qui, de près ou de loin, ont contribué à son élaboration.

Je remercie en particulier :

- Mes collègues universitaires, chercheurs, étudiants et encadreurs qui ont nourri ma réflexion au fil des décennies, dans les amphithéâtres, les laboratoires, les terrains de recherche, les forums scientifiques et les discussions informelles....

- Les institutions de santé et de nutrition, nationales et internationales, qui m'ont offert l'opportunité de participer à l'élaboration et à la mise en œuvre de politiques nutritionnelles majeures au Sénégal et ailleurs en Afrique.

- L'Académie Nationale des Sciences et Techniques du Sénégal (ANSTS), pour son engagement constant en faveur de la recherche scientifique et de la valorisation du savoir africain.

- Mes proches collaborateurs, en particulier le Dr Alou DIABY (IPDSR), pour leur appui technique, leur relecture attentive, et leur patience durant la rédaction de cet ouvrage.

- Ma famille Et mes Amis, pour leur soutien indéfectible, leur compréhension et les multiples sacrifices silencieux…

- Au Pr Issakha DIALLO, pour sa préface qui donne une dimension supplémentaire à cet ouvrage. Je vous exprime ma reconnaissance, mon respect, mon admiration et mes amitiés permanentes !

PRÉFACE

C'est avec un grand honneur et une sincère admiration que je préface cet ouvrage monumental du Professeur Mohamadou Guélaye SALL, *Histoire de la Nutrition au Sénégal : Des Fondements Précoloniaux aux Défis Contemporains.* Ce livre n'est pas seulement une somme érudite ; il est le fruit d'une vie consacrée à la science, à l'engagement humaniste et à la lutte pour la dignité des populations sénégalaises.

J'ai ainsi lu et relu, avec émotion et souvent avec nostalgie, les grands moments de la nutrition retracés dans cet ouvrage, auxquels j'ai eu à participer à des niveaux différents, pour avoir été moi-même médecin chef de district sanitaire, médecin régional des grandes endémies, médecin-chef de région, chef de la division des soins de santé primaires à la direction de la santé publique, directeur technique du PNC et plus récemment coordinateur de l'élaboration du document de politique nationale de nutrition du Sénégal (2015-2025). Je revivais à chaque évocation des sigles tels que BANAS, SANAS, PPNS, CREN, ORANA, ITA, SRO, PAIN, et autres des souvenirs inoubliables d'évènements particuliers en rapport avec la nutrition qui ont ponctué mon long compagnonnage avec le Pr Guélaye SALL au sein de notre système de santé que nous servons toujours, même à la retraite administrative, avec passion et détermination.

Au fil des décennies, la nutrition au Sénégal s'est imposée comme un véritable miroir du développement de notre société. Le professeur Mohamadou Guélaye SALL nous propose ici une plongée authentique dans l'évolution de nos pratiques alimentaires, depuis les traditions précoloniales riches d'un savoir-faire ancestral étroitement lié aux ressources locales et aux rituels communautaires jusqu'au défi contemporain du double fardeau, où coexistent sous-nutrition et excès alimentaire. Il s'agit ici d'un travail passionné, fruit de quarante années d'expérience clinique et de recherche, qui témoigne de la trajectoire unique d'un pays ayant su transformer ses difficultés en une dynamique d'innovation et de résilience. Auteur ne pouvait être plus qualifié que le professeur Mohamadou Guélaye SALL pour nous promener dans les méandres de l'histoire et l'évolution de la nutrition au Sénégal.

Le Professeur SALL incarne en effet l'excellence académique et l'intégrité professionnelle. Pionnier de la pédiatrie et de la nutrition au Sénégal, il a traversé quatre décennies d'histoire sanitaire et sociale, passant du statut de témoin à celui d'acteur clé des politiques publiques. Son parcours – clinicien, chercheur, responsable de programmes nationaux, conseiller international – lui confère une autorité unique pour retracer cette épopée nutritionnelle.

Ce livre est le couronnement d'un combat mené sans relâche contre la faim, la carence et l'injustice alimentaire. L'originalité de cet ouvrage réside dans sa démarche holistique. Le Professeur SALL ne se contente pas de compiler des données ; il restitue la nutrition dans son contexte historique, politique et culturel. Des traditions agroalimentaires précoloniales aux bouleversements de la colonisation, des famines des années 1970 à l'émergence du double fardeau (sous-nutrition et obésité), chaque chapitre est une plongée dans les dynamiques profondes qui ont façonné le destin nutritionnel du Sénégal. On y découvre comment l'arachide, culture de rente imposée, a fragilisé l'autosuffisance vivrière ; comment la création de l'ORANA, de l'ITA ou de la CLM a marqué des tournants institutionnels ; comment les communautés locales, souvent oubliées des grands discours, ont été des laboratoires d'innovation.

La force de ce travail tient aussi à sa rigueur méthodologique. L'auteur s'appuie sur des sources multiples – archives coloniales, enquêtes nationales, rapports techniques, témoignages de terrain – et les enrichit de sa propre expérience. Les encadrés pédagogiques, les photographies historiques et les analyses chiffrées en font un outil indispensable pour les chercheurs, tout en restant accessible aux non-spécialistes.

Mais au-delà de l'érudition, ce livre est un plaidoyer. Le Professeur SALL rappelle avec force que la nutrition n'est pas une question technique marginale : c'est un marqueur de développement, un droit fondamental, et le socle de toute ambition de progrès. Alors que l'ambitieux plan « Sénégal 2050 » de développement, avec ses quatre piliers principaux : une économie compétitive, la durabilité environnementale, le développement du capital humain et de la justice sociale, ainsi qu'une refonte de la gouvernance, vise à transformer le Sénégal en un pays souverain, juste et prospère d'ici 2050, cet ouvrage offre des clés pour bâtir des politiques alimentaires résilientes, inclusives et ancrées dans les réalités locales. Les leçons du passé – l'importance de la multisectorialité, du leadership politique, de l'innovation communautaire – y sont présentées comme un viatique pour l'avenir.

Aujourd'hui, le Sénégal fait face à une série de défis nutritionnels complexes, à la croisée de la tradition, de la modernité et des mutations socio-économiques dont les principaux enjeux encore persistants que souligne avec pertinence l'auteur sont les suivants :

1. **Le double fardeau de la malnutrition** : Le pays connaît simultanément des cas de sous-nutrition (retard de croissance, carences en micronutriments) et une augmentation préoccupante du surpoids et de l'obésité, notamment en milieu urbain.

2. **Les inégalités régionales et sociales** : Les taux de malnutrition restent élevés dans certaines régions rurales comme Kolda ou Matam, tandis que les zones urbaines pauvres subissent les effets de la transition alimentaire (alimentation ultra-transformée, sédentarité).

3. **La persistance des carences en micronutriments** : Malgré les efforts d'iodation du sel et de supplémentation en vitamine A, l'anémie touche encore plus de la moitié des femmes en âge de procréer.

4. **L'impact du changement climatique** : Les sécheresses, les inondations et la dégradation des sols affectent la production vivrière, menaçant la sécurité alimentaire et nutritionnelle, surtout dans les zones sahéliennes.

5. **La mutation des systèmes alimentaires** : L'urbanisation rapide et la mondialisation ont entraîné une dépendance accrue aux produits importés, souvent pauvres en nutriments, au détriment des aliments locaux riches et diversifiés.

6. **Le financement durable des programmes** : Bien que le Sénégal ait mis en place un Fonds national de nutrition, la transition vers un financement domestique stable reste un défi majeur pour pérenniser les acquis.

7. **La coordination multisectorielle** : Malgré une forte volonté politique, l'intégration effective de la nutrition dans tous les secteurs (santé, agriculture, éducation, protection sociale et autres secteurs) nécessite encore des efforts de gouvernance et de suivi.

Ces défis exigent des réponses innovantes, ancrées dans les réalités locales, et une mobilisation continue de tous les acteurs – de l'État aux communautés. Le Sénégal a déjà montré qu'il pouvait être un modèle en Afrique de l'Ouest. Reste à transformer cette dynamique en un mouvement durable vers la nutrition pour tous.

Je recommande vivement ce livre aux décideurs publics, aux professionnels de santé, aux étudiants et à tous les acteurs du développement. Il intéressera également les historiens, les sociologues et les citoyens soucieux de comprendre les racines des enjeux contemporains. Puissent les analyses du Professeur SALL inspirer une nouvelle génération d'acteurs engagés pour un Sénégal où la sécurité alimentaire et nutritionnelle n'est plus un privilège, mais une réalité partagée.

En refermant ces pages, je salue l'œuvre d'un homme qui, par son savoir et son humanisme, honore la science africaine. Ce livre est un hommage aux combattants de l'ombre – infirmières, relais communautaires, mères – et une invitation à poursuivre le combat. Car comme l'écrit l'auteur :

« La nutrition n'est pas qu'une question de santé – c'est un miroir du développement social, économique et culturel d'une nation ».

Je souhaite que ce livre, en éclairant à la fois le passé et les défis d'aujourd'hui, inspire les décideurs, les étudiants et tous ceux qui, de près ou de loin, travaillent à améliorer notre système de santé et notre qualité de vie. Puissent ces lignes servir de tremplin pour repenser nos approches, innover en matière d'alimentation et bâtir un avenir où chaque Sénégalais aura accès à une nutrition suffisante, équilibrée et respectueuse de son identité culturelle.

Bonne lecture à toutes et à tous.

Pr Issakha DIALLO

Chef du département de Santé Publique

Coordonnateur des Enseignements

Faculté des Sciences de la Santé,

Université Amadou Hampaté BA de Dakar

NOTE INTRODUCTIVE

J'ai entrepris d'écrire cet ouvrage après plus de quarante années d'une carrière consacrée à la pédiatrie et à la nutrition au Sénégal. Au fil de ces décennies, j'ai été le témoin privilégié des transformations profondes qu'a connues notre pays dans le domaine de l'alimentation et de la nutrition. Du poids de l'héritage colonial aux défis contemporains de la malnutrition sous toutes ses formes, j'ai mesuré l'importance de documenter cette histoire pour les générations futures.

Cette note personnelle me permet de partager avec vous, chers lecteurs, ma passion et mon engagement pour l'amélioration de la nutrition de nos populations. J'ai commencé ma carrière dans les années 1980, alors que le Sénégal faisait face à des taux élevés de malnutrition infantile et que des programmes novateurs voyaient le jour pour y remédier. J'ai vu naître et évoluer des initiatives communautaires, participé à l'élaboration de politiques nationales en qualité de Responsable du Programme National de Nutrition et collaboré avec des institutions internationales pour lutter contre la malnutrition sous toutes ses formes. Ce vécu professionnel et humain m'a convaincu que la nutrition n'est pas qu'une question de santé – **c'est un miroir du développement social, économique et culturel d'une nation.**

En retraçant l'histoire de la nutrition au Sénégal de l'époque précoloniale à nos jours, mon objectif est double. D'une part, rendre hommage aux pionniers – chercheurs, cliniciens, décideurs politiques et acteurs de terrain – qui ont œuvré pour améliorer l'état nutritionnel des Sénégalais, notamment Feu le Dr Thianar NDOYE, Père du consommer sénégalais et Feu Pr Abdou Sanokho qui nous a initié à la santé communautaire à l'Institut de Pédiatrie Sociale de Khombole et à la nutrition clinique au CHU de Dakar. D'autre part, tirer les enseignements du passé pour éclairer les politiques et programmes futurs, dans un contexte où de nouveaux défis émergent, tels que la transition nutritionnelle et le double fardeau de la malnutrition que représente la coexistence simultanée de maladies nutritionnelles de carence et d'excès.

Ce manuscrit s'articule autour de onze chapitres, chacun couvrant une période ou un thème clé de cette épopée nutritionnelle. Chaque chapitre comporte des sous-sections pour guider la lecture, des encadrés mettant en lumière des anecdotes historiques ou des études marquantes, ainsi que des illustrations encadrées pour appuyer les données présentées. Les références bibliographiques sont fournies à la fin de chaque chapitre pour encourager le lecteur à explorer davantage et enrichir chaque sujet.

Je tiens à exprimer ma gratitude à l'endroit de Tous ceux qui m'ont soutenu dans ce projet, en particulier mes collègues et étudiants, dont les questions et l'enthousiasme ont nourri ma réflexion. Ce livre est le fruit d'un travail collectif et intergénérationnel, reflétant notre combat commun pour un Sénégal mieux nourri et en meilleure santé.

Bonne lecture à toutes et à tous, en espérant que cette œuvre vous apporte un éclairage enrichissant sur une facette essentielle – et souvent méconnue – de notre pays à travers une analyse historique où chaque chapitre révèle comment les héritages du passé ont façonné les réponses contemporaines à la lutte contre la malnutrition.

Pr M. Guélaye SALL
Pédiatre – Nutritionniste

CHAPITRE 1

CONTEXTE HISTORIQUE ET FONDEMENTS DE L'ALIMENTATION (ÈRE PRÉCOLONIALE ET DÉBUT DE LA COLONISATION)

L'histoire de la nutrition au Sénégal, comme dans de nombreux pays d'Afrique subsaharienne, est indissociable de celle de la colonisation. Dès le début du XXe siècle, les autorités françaises en Afrique occidentale ont instauré un système de santé principalement destiné à protéger les colons et à contrôler les populations indigènes. Les questions alimentaires y sont longtemps restées marginales, avant de devenir progressivement visibles à travers les épidémies, les famines et les observations cliniques chez les enfants et les femmes enceintes.

L'alimentation est un révélateur fondamental de la structure sociale, des modes de production et des rapports au vivant d'une société. Au Sénégal, l'histoire alimentaire et nutritionnelle, trop souvent abordée uniquement sous l'angle des politiques contemporaines ou de l'assistance internationale, mérite d'être replongée dans ses racines historiques. La période précoloniale révèle une richesse agro écologique et une diversité alimentaire que l'ordre colonial va profondément bouleverser. Comprendre cette transition, ses logiques et ses effets, permet de mieux saisir les vulnérabilités actuelles.

Ce chapitre se propose d'analyser la transformation des systèmes alimentaires au Sénégal, en explorant successivement les fondements des régimes vivriers précoloniaux, les mutations introduites par la colonisation à travers l'économie de rente, et les premières réponses (souvent inégalitaires) aux déséquilibres nutritionnels qu'elle a engendrés.

Enfin, il met en lumière les premiers impacts nutritionnels de ce basculement, en posant les bases nécessaires à la compréhension des enjeux nutritionnels actuels et les politiques qui en découlent.

1. Traditions alimentaires précoloniales au Sénégal

Avant la colonisation, les pratiques alimentaires au Sénégal étaient étroitement liées aux écosystèmes locaux et aux productions vivrières traditionnelles. Les céréales telles que le mil et le sorgho formaient la base de l'alimentation dans la plupart des régions. Elles étaient consommées sous forme de bouillies, couscous ou galettes. Les ressources halieutiques (poissons et fruits de mer), en particulier dans les zones côtières et fluviales, constituaient une source essentielle de protéines (6).

La mosaïque écologique sénégalaise – zones sahélienne, soudanienne, côtière, fluviale et forestière – a produit une pluralité de régimes alimentaires adaptés aux conditions locales (2).

- Zone sahélienne : mil, sorgho, lait, viande de petits ruminants.
- Zone soudanienne : mil, riz de vallée, niébé, patate douce.
- Zone côtière : poisson, mil, manioc, fruits de mer.
- Zone fluviale (Sénégal, Casamance) : riz flottant, poisson, légumes, fruits.

- Zone forestière (Basse Casamance) : riz, huile de palme, tubercules, fruits tropicaux.

Chaque régime s'inscrit dans une dynamique d'équilibre entre culture, collecte, élevage et pêche.

Loin de n'être qu'un fait biologique, l'alimentation possède une forte dimension sociale :

- Alimentation rituelle : certaines céréales ou viandes sont réservées à des cérémonies (tabaski, funérailles, initiations).
- Tabous alimentaires : liés à l'âge (nourrissons) ou au sexe (femmes enceintes et allaitantes).
- Aliments de prestige : viande, beurre de karité, fonio dans certaines communautés.

Les repas incarnent aussi la hiérarchie sociale et le rôle « genré » : femmes transformatrices, hommes pourvoyeurs.

Résilience alimentaire et techniques locales

Grâce à des techniques locales, une résilience alimentaire était assurée :

- Stockage : greniers suspendus, jarres enterrées.
- Conservation : séchage, fermentation (lalo, nététou), salaison (poisson).
- Systèmes d'échange : troc entre zones complémentaires, marchés hebdomadaires…

Ces systèmes intègrent les aléas saisonniers : soudure, sécheresse, invasion acridienne.

Encadré 1 : Quelques aliments autochtones
à haute valeur nutritionnelle

Aliment	Nom local	Richesse nutritionnelle
Pain de singe	*Bouye*	*Vitamine C, fibres*
Fonio	*Ñaari cére*	*Glucides, Acides aminés essentiels*
Nététou	*Oumbé*	*Protéines, fer*
Lalo	*Baobab sec*	*Calcium, antioxydants*

Encadré 2 : Plats traditionnels et denrées de base
au Sénégal précolonial

Chaque région possédait des mets typiques :

- *Nord : couscous de mil, lait caillé, sauces à l'oseille ou à l'arachide (Peuls, Wolofs).*
- *Casamance : riz local (Oryza glaberrima), poissons fumés, viandes de brousse, sauces aux feuilles de manioc ou gombos.*
- *Petite Côte/Saint-Louis : ancêtre du thiéboudiène au mil ou fonio, poissons frais.*

Autres plats notables : lakh, ngalakh, thiakry, sombi.

Ces recettes utilisaient exclusivement des ingrédients locaux, témoignant d'une ingénieuse adaptation aux ressources disponibles.

Photo 1 : Riz au poisson (Collection MGSALL)
(plat national inscrit au patrimoine UNESCO)

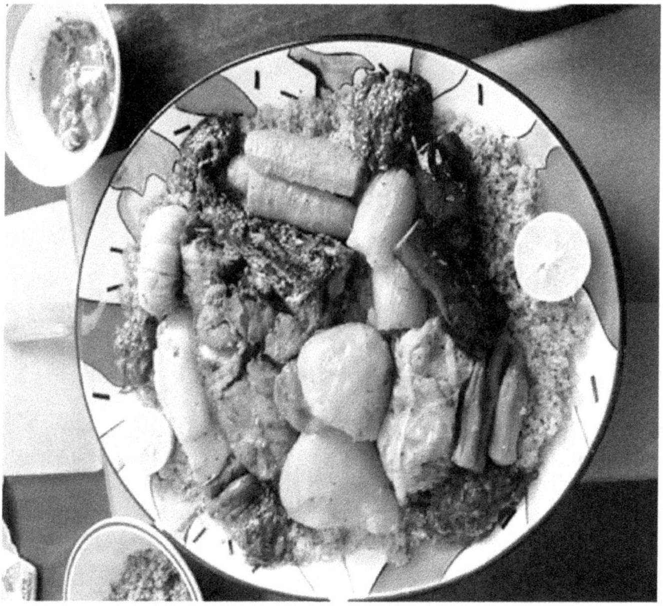

2. Introduction des cultures de rente et des denrées coloniales

2-1 Mécanismes du basculement agricole

À partir du XIXe siècle, la colonisation introduit une logique extractive avec la promotion de la monoculture arachidière qui marque le déclin de l'agriculture vivrière avec l'accaparement des terres et le détournement de la main-d'œuvre entrainant une dépendance croissante au commerce colonial de riz et de sucre.

Le cas emblématique est celui de l'arachide : introduite dès les années 1850-1860, sa culture se généralise dans le Cayor et le Baol. De 1895 à 1914, elle devient le pilier de l'économie coloniale, marginalisant le mil et le riz africain. Si l'arachide procure des revenus monétaires aux producteurs, elle entraîne aussi une perte d'autosuffisance alimentaire, en monopolisant les terres et la main-d'œuvre.

Photo 2 : Arachide (Collection ORANA)

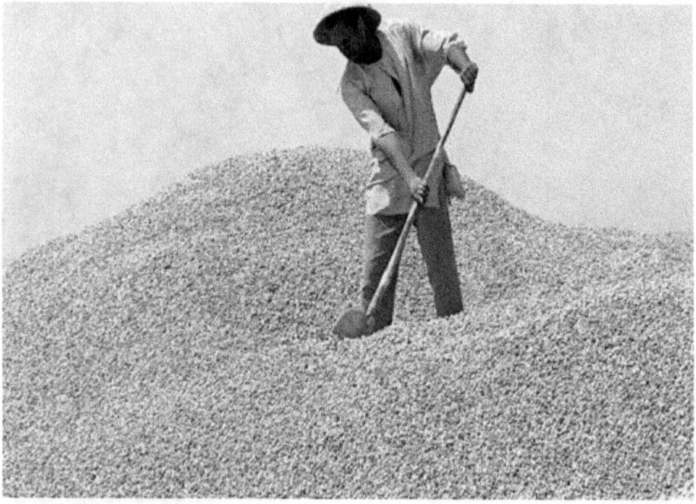

Parallèlement, les échanges coloniaux introduisent de nouveaux produits alimentaires. Le riz importé d'Asie, jusque-là inconnu devient progressivement un aliment de base, surtout en milieu urbain. Réservé initialement aux notables, il est utilisé par l'administration coloniale comme outil politique, notamment pour récompenser ou contrôler les chefs locaux en période de crise alimentaire.

D'autres denrées coloniales — sucre raffiné, farine de blé, pain, thé, conserves, alcools — gagnent du terrain via les comptoirs et cantines militaires, modifiant les goûts et les régimes de certaines populations urbaines

Encadré 3 : Introduction chronologique
de produits coloniaux

Produit	Période	Impact alimentaire
Riz asiatique	*1860–1890*	*Dépendance croissante urbaine*
Sucre raffiné	*1880–1920*	*Changement des goûts, caries*
Thé/Café	*1900–1925*	*Rupture avec boissons traditionnelles*
Farine de blé	*1910–1930*	*Pain à la place du mil chez les élites*

2.2 Premiers effets nutritionnels et réponses coloniales

2-2-1 Premiers effets nutritionnels

Les conséquences furent rapidement perceptibles : les médecins coloniaux notent l'augmentation des cas de carences, d'anémies, de malnutrition infantile. Plutôt que d'interroger les causes structurelles de cette dégradation ils théorisent une interprétation « racialisée » : corps « indigène » réputé « faible », « incapable de discipline alimentaire » !

Alors ils mènent les premières enquêtes nutritionnelles à Saint-Louis et Dakar dans les années 1920–30. (3,8)

2-2-2 Famine, guerre et inégalités alimentaires

Dans les années 1914–1915 l'effort de guerre aggrave ces disparités.

- Famine de 1914–1915 liée à la guerre et à une mauvaise récolte.

- Pénuries de riz et d'huile durant les deux conflits mondiaux.
- Femmes et enfants souvent les plus touchés, notamment en milieu rural.

2-2-3 Réponses coloniales : Campagnes nutritionnelles coloniales

Les colons instituent alors une hiérarchisation des régimes alimentaires valorisant des habitudes européennes, et disqualifiant les pratiques locales.

- Distribution de lait en poudre, huile, riz via les écoles et dispensaires.
- Tentatives d'introduction d'aliments « enrichis » dans les colonies.
- Naissance d'une politique nutritionnelle médicalisée, fondée sur les standards européens.

Encadré 4 : Rapport de 1939 sur la nutrition à Dakar (6)

> « *On observe chez les enfants indigènes un retard de croissance manifeste. Il conviendrait d'introduire davantage de protéines animales dans leur régime...* ».
>
> *Les fruits locaux — baobab, mangues, agrumes indigènes, mad, soump, dankhé — ainsi que les légumes (gombos, feuilles vertes) enrichissaient les régimes en vitamines. La viande (volaille, mouton, bœuf, gibier), consommée plus rarement, était souvent réservée aux occasions spéciales ou aux hôtes de marque. Malgré des conditions climatiques parfois rudes, ces régimes traditionnels offraient un équilibre nutritionnel saisonnier. Les sociétés précoloniales disposaient de savoir-faire pour conserver les aliments (greniers à grains, séchage du*

poisson, conservation des fruits), réduisant ainsi les risques de pénurie. Les structures sociales basées sur la solidarité — familiale ou communautaire — renforçaient cette résilience.

Il convient de noter que, bien que la science de la nutrition n'existât pas encore dans ces sociétés, les pratiques alimentaires répondaient empiriquement aux besoins nutritionnels de base.

Encadré 5 : Concepts de malnutrition (5)

La malnutrition désigne un déséquilibre de l'apport nutritionnel, qu'il s'agisse de carences ou d'excès. Elle englobe :

La dénutrition (insuffisance d'énergie ou de nutriments),

- *La surnutrition (apports excessifs conduisant au surpoids ou à l'obésité).*

On distingue :

- *La malnutrition aiguë, caractérisée par une perte de poids rapide*

(Émaciation ou wasting), qui peut se traduire par le marasme ou le

Kwashiorkor ;

- *La malnutrition chronique, marquée par un retard de croissance (taille insuffisante pour l'âge ou stunting) dû à des carences prolongées ;*
- *La faim cachée, liée aux carences en micronutriments (fer, vitamine A, iode), aux effets souvent invisibles mais graves.*

Les premières décennies de colonisation entraînent des transformations notables de l'alimentation, bien que peu quantifiées à l'époque. La généralisation de la monoculture arachidière provoque une baisse de la production vivrière. En période de mauvaise récolte ou de rupture des importations (notamment de riz), certaines communautés tombent dans la disette.

La diversification alimentaire régresse dans plusieurs régions, exposant ainsi les populations à des carences en protéines ou vitamines. Toutefois, la médecine coloniale ne reconnaît pas la nutrition comme facteur de santé jusqu'au XXème siècle. Les malnutritions sont souvent ignorées ou attribuées à des stéréotypes raciaux ou moraux.

L'écart entre l'alimentation des colons et celle des Africains se creuse. À Dakar, Saint-Louis ou Rufisque, les Européens bénéficient d'un régime importé, riche et varié (4). Les autochtones, en revanche, vivent de mil, de maïs, parfois de riz, dans des quantités limitées.

Cette dualité nourrit un discours condescendant sur les régimes africains jugés inférieurs. L'approvisionnement en période de crise donne la priorité aux colons et aux troupes, accentuant les inégalités.

Pendant les guerres mondiales (1914-1918, 1939-1945), ces discriminations s'aggravent : la France prélève massivement des denrées pour son effort de guerre, imposant aux populations sénégalaises des régimes de pénurie. (1, 7)

Encadré 6 : Alimentation indigène vs alimentation européenne sous le régime colonial

Un rapport de 1943 révèle un contraste frappant : pain, viande, lait et sucre pour les colons, mil et riz en quantité réduite pour les « indigènes ».

Une ordonnance de 1918 instaure une « carte d'alimentation », limitant la ration quotidienne des Sénégalais.

Ce rationnement structurel accentue la sous-nutrition et la mortalité infantile, aggravées par des épidémies.

Photo 3 : Carte d'alimentation (1918) (7)

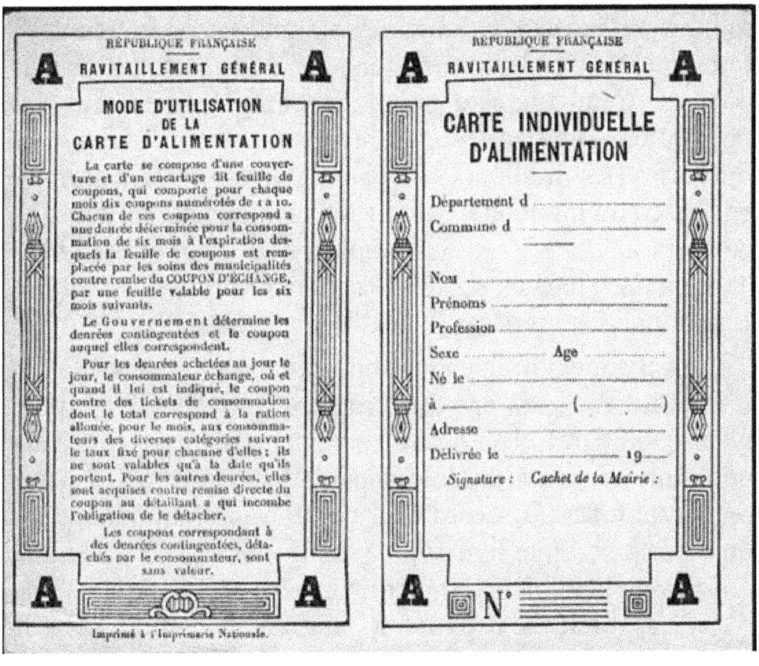
RÉPUBLIQUE FRANÇAISE

RAVITAILLEMENT GÉNÉRAL

MODE D'UTILISATION DE LA CARTE D'ALIMENTATION

La carte se compose d'une couverture et d'un encartage (1) feuille de coupons, qui comporte pour chaque mois dix coupons numérotés de 1 à 10. Chacun de ces coupons correspond à une denrée déterminée pour la consommation de six mois à l'expiration desquels la feuille de coupons est remplacée par les soins des municipalités contre remise du COUPON D'ÉCHANGE, par une feuille valable pour les six mois suivants.

Le Gouvernement détermine les denrées contingentées et le coupon auquel elles correspondent.

Pour les denrées achetées au jour le jour, le consommateur échange, où et quand il lui est indiqué, le coupon contre des tickets de consommation dont le total correspond à la ration allouée, pour le mois, aux consommateurs des diverses catégories suivant le taux fixé pour chacune d'elles ; ils ne sont valables qu'à la date qu'ils portent. Pour les autres denrées, elles sont acquises contre remise directe du coupon au détaillant à qui incombe l'obligation de le détacher.

Les coupons correspondant à des denrées contingentées, détachés par le consommateur, sont sans valeur.

Imprimé à l'Imprimerie Nationale.

RÉPUBLIQUE FRANÇAISE

RAVITAILLEMENT GÉNÉRAL

CARTE INDIVIDUELLE D'ALIMENTATION

Département d ....

Commune d ....

Nom ....

Prénoms ....

Profession ....

Sexe .... Age ....

Né le ....

à .... (..........)

Adresse ....

Délivrée le .... 19....

Signature : *Cachet de la Mairie :*

N° ....

Conformément à des engagements pris par la France lors de la conférence des Nations Unies de Hot Spring (USA) en mai-juin 1943, l'administration coloniale de l'Afrique occidentale française (AOF) va mettre en place et développer pendant près d'une décennie, au prix de moyens matériels et humains importants, jamais mobilisés à une telle échelle, une grande enquête anthropologique des populations de l'Afrique occidentale française sous la direction du Médecin Colonel Léon Pales (du Muséum d'histoire naturelle, et du Musée de l'Homme de Paris) (8). Cette enquête d'une ambition inégalée jusqu'alors dans l'espace colonial va aborder dans un esprit d'inventaire très large et systématique une série d'indicateurs de santé, et du statut nutritionnel de larges échantillons de populations diversifiées (tant par leur origine ethnique dans toutes les régions composant le domaine colonial ouest-africain de la France que par leur appartenance à différentes classes d'âges). Cette enquête prend en compte également des populations particulières, notamment des écoliers, des militaires (les tirailleurs sénégalais), ou encore des femmes enceintes ou allaitantes, etc., sans négliger par ailleurs, en contrepoint, une étude approfondie des ressources alimentaires locales et de la valeur nutritive des cultures traditionnelles vivrières pour l'homme en AOF.

Ces chantiers d'investigations, pour la plupart tout à fait inédits à l'époque dans cette région, sont sans doute pour une bonne part l'effet d'une forte incitation exogène ayant pesé sur les pouvoirs coloniaux, les mettant face à leurs responsabilités au regard de l'opinion internationale dans un contexte d'émergence sur la scène mondiale des sociétés qu'on appellera bientôt du terme générique nouveau « tiers-monde », sociétés aspirant à leur émancipation et à la souveraineté.

Cette vaste enquête qui a mobilisé des moyens exceptionnels, en termes de ressources humaines, techniques et financières aura ainsi permis entre autres de disposer d'une riche cartographie de certaines caractéristiques des populations (par exemple : des cartes de répartition de la stature des populations (1946), des cartes des pathologies rencontrées (carte de la répartition du goitre, corrélée avec celle des zones des sols végétaux [1948 et 1950]).

Ces travaux vont être à l'origine de la création d'organismes spécialisés qui vont prendre le relais de la Mission anthropologique, tel l'Organisme de recherches pour l'alimentation et la nutrition africaines (ORANA).

La période précoloniale révèle une diversité alimentaire adaptée, reposant sur des ressources locales, des savoir-faire de conservation, et des mécanismes sociaux de résilience. La colonisation introduit des ruptures : promotion de la monoculture, introduction de produits exogènes, marginalisation des cultures vivrières, hiérarchisation raciale des régimes alimentaires.

Les autorités coloniales dénigrent les pratiques autochtones et orientent la « modernisation nutritionnelle » vers des produits importés (pain, lait en poudre, huile raffinée), au détriment des denrées locales. Cette transformation marque le début d'une transition nutritionnelle aux effets ambigus, que les chapitres suivants approfondiront.

RÉFÉRENCES BIBLIOGRAPHIQUES

1. Aliou Sène (2022), *Food Discrimination and Restrictions in Senegal (1914–1945)*, Open Access Library Journal, 9(4).

2. María Blanco (2023), *Habitudes alimentaires et colonialisme*, Revue Ritimo.

3. Mor Ndao (2015), *L'alimentation et la santé des enfants dans le Sénégal colonial (1905–1960)*, Paris, L'Harmattan.

4. Abdou Ka (2020), *Manger au Ferlo (Sénégal) : Les charmes risqués des goûts de la ville*.

5. Organisation Mondiale de la Santé (2024), *Note d'information : Malnutrition*, mise à jour du 1er mars.

6. Ancestral Eating (2023), *The Foods Eaten by the People of Senegal: 500 Years of Culinary History*.

7. Archives du Gouvernement Général de l'AOF (1918), *Décret sur la carte d'alimentation*.

8. République du Sénégal & UNESCO (1964), *Enquête sur la nutrition au Sénégal* (premiers indicateurs de 1946).

CHAPITRE 2

ÉMERGENCE DE LA NUTRITION COMME PRIORITÉ NATIONALE (ANNÉES 1960)

1. Indépendance et continuités : le bilan nutritionnel en 1960

Le 4 avril 1960, le Sénégal accède à l'indépendance avec à sa tête le Président Léopold Sédar Senghor. Sur le plan nutritionnel, l'héritage colonial se manifeste par des défis pressants : une insécurité alimentaire endémique dans plusieurs zones rurales, des taux élevés de malnutrition infantile et des carences en micronutriments (par exemple en vitamine A et en fer) largement répandues dans la population. Cependant, le nouveau gouvernement sénégalais dispose aussi de certains atouts pour bâtir une politique nutritionnelle : Dakar, ancienne capitale de l'Afrique-Occidentale française, abrite des institutions de recherche et de santé de premier plan, et une élite émergente de médecins et de nutritionnistes formés en France ou à l'École de médecine de Dakar commence à se structurer. Dès les premières années de l'indépendance, le Sénégal fait figure de pionnier en Afrique de l'Ouest en déclarant la nutrition comme une priorité de santé publique (1,3).

Dès 1961, le Sénégal indépendant inscrit noir sur blanc ses ambitions en matière de nutrition dans son Premier Plan Quadriennal de Développement Économique et Social (PQDES). Ce plan national de développement, couvrant la période 1961–1964, érige l'amélioration de la sécurité alimentaire et nutritionnelle comme un objectif central du progrès socio-économique. Fait notable, il identifie explicitement les femmes et les enfants comme groupes vulnérables à cibler en priorité, et prévoit des budgets pour la recherche en nutrition. C'est une des premières fois en Afrique subsaharienne qu'un plan de développement national intègre la nutrition de manière transversale – signe de l'influence des premiers experts locaux et des recommandations internationales émergentes.

2. Création des premières institutions nationales dédiées à l'alimentation et la nutrition

Sous l'impulsion du Président Senghor et de son ministre de la Santé et des Affaires Sociales de l'époque, Amadou Babacar SARR, le Sénégal se dote très tôt d'organismes spécialisés pour institutionnaliser la nutrition (2) :

2.1 Institut de Technologie Alimentaire (ITA) : Un pilier de la recherche et de la transformation agroalimentaire au Sénégal depuis 1963

Créé en 1963 à la suite d'une recommandation de la FAO et dans le contexte d'une volonté nationale affirmée de valoriser les ressources alimentaires locales, l'Institut de Technologie Alimentaire (ITA) du Sénégal est l'un des premiers établissements ouest-africains spécialisés dans la recherche appliquée en transformation agroalimentaire. Son implantation répondait à plusieurs défis : a) lutter contre les pertes post-récolte, b) améliorer la qualité sanitaire des aliments, promouvoir la sécurité alimentaire et c) appuyer l'industrialisation des produits locaux.

Ainsi, l'ITA a d'abord été conçu comme un centre de recherche et de formation relevant du ministère de l'Agriculture, avec un mandat clair : adapter les technologies alimentaires modernes aux conditions du Sénégal et des pays de la sous-région. Dès ses premières années, l'Institut s'est distingué par ses travaux sur la conservation des fruits et légumes, la transformation des céréales traditionnelles (mil, maïs, sorgho), la valorisation de l'arachide et la formulation d'aliments infantiles enrichis. Ces recherches pionnières ont fortement contribué à l'autonomisation technologique des petites et moyennes entreprises agroalimentaires sénégalaises.

Dans les années 1970-1980, l'ITA a connu un développement significatif grâce à des partenariats internationaux, notamment avec le Centre de coopération internationale en recherche agronomique pour le développement (CIRAD), le Comité permanent Inter-Etats de Lutte contre la Sécheresse dans le Sahel (CILSS), et l'Institut de recherche pour le développement (IRD), ainsi qu'avec des bailleurs comme la Banque Mondiale ou le Programme des Nations Unies pour le Développement (PNUD). L'Institut a alors renforcé ses capacités en analyse nutritionnelle, en microbiologie alimentaire, en génie des procédés et en développement de produits adaptés aux besoins nutritionnels des populations.

Par ailleurs, l'ITA a également été un acteur-clé dans la formulation d'aliments de complément pour la lutte contre la malnutrition infantile. Des produits comme les farines enrichies « Diouma » ou les biscuits protéinés ont été développés avec succès dans le cadre de programmes nationaux de nutrition, souvent en partenariat avec le Bureau de la nutrition du Ministère de la Santé et des ONG. L'Institut a ainsi joué un rôle essentiel dans le passage progressif de politiques d'aide alimentaire à des stratégies de valorisation des ressources locales à des fins nutritionnelles.

Aujourd'hui encore, l'ITA continue d'être un centre d'innovation stratégique au service de la sécurité alimentaire et nutritionnelle, de la recherche–développement et de la promotion des filières agroalimentaires durables. Son héritage scientifique et technique constitue une composante majeure de l'histoire contemporaine de la nutrition au Sénégal.

2.2 Le Bureau National d'Alimentation et de Nutrition Appliquée du Sénégal (BANAS) : genèse, mutations et rôle stratégique

L'histoire institutionnelle de la nutrition au Sénégal est marquée par la création, au lendemain de l'indépendance, du Bureau national de l'alimentation et de la nutrition (BANAS), structure pionnière qui fut placée sous la tutelle du Ministère de la Santé publique. Ce bureau avait pour mission principale de coordonner les politiques alimentaires et nutritionnelles dans un contexte où la malnutrition protéino-énergétique sévissait particulièrement chez les enfants de moins de cinq ans.

Dès les années 1960, le BANAS servit de creuset pour initier les premières grandes enquêtes nutritionnelles, organiser les campagnes de distribution alimentaire (notamment en partenariat avec la FAO, l'UNICEF ou encore le PAM : projet de protection nutritionnelle et sanitaire), et former les premiers techniciens de santé spécialisés en nutrition. Son action était multidimensionnelle : éducation nutritionnelle, contrôle de la qualité des aliments, lutte contre la carence en vitamine A et autres déficiences micro nutritionnelles, appui aux cantines scolaires et promotion de l'allaitement maternel exclusif.

Au fil du temps, avec l'émergence de nouvelles approches intégrées en santé publique et une volonté de transversalité, le BANAS devint le Service de l'Alimentation et de la Nutrition Appliquée du Sénégal (SANAS). Cette transformation s'accompagna d'un élargissement de ses attributions, notamment dans les années 1980-1990, où le Sénégal adopte une approche multisectorielle de la nutrition. Le SANAS s'implique alors activement dans la coordination des projets pilotes de nutrition communautaire (PPNC), dans la mise en œuvre de la stratégie de communication pour un changement de comportements (CCC) et dans la promotion des compléments nutritionnels au niveau des structures de santé de base.

Avec les réformes structurelles et le développement progressif d'une politique nationale de nutrition, le SANAS céda la place à une structure réorganisée et intégrée : la Division de l'Alimentation, de la Nutrition et de la Survie de l'Enfant (DANSE), toujours rattachée à la Direction de la Santé au Ministère de la Santé.

Cette division assure aujourd'hui une fonction clé dans la mise en œuvre des programmes nationaux de nutrition, en lien avec les priorités définies dans le Plan d'Action National Multisectoriel de Nutrition, le Plan stratégique de lutte contre la malnutrition, et les directives internationales telles que les Objectifs de Développement Durable (ODD) et de la Décennie de la nutrition 2016–2025. Elle coordonne également la mise en œuvre du protocole national de prise en charge de la malnutrition aiguë, suit les indicateurs nutritionnels à travers les systèmes de surveillance (comme les enquêtes SMART, DHS/MICS) et renforce les capacités des professionnels de santé.

L'évolution du BANAS vers la DANSE illustre la montée en puissance de la nutrition comme priorité stratégique de santé publique au Sénégal. Elle témoigne aussi de la capacité du pays à adapter ses structures institutionnelles pour répondre aux défis émergents : urbanisation, transition nutritionnelle, changements climatiques et sécurité alimentaire.

2.3 ORANA : Une institution pionnière en nutrition en Afrique de l'Ouest (4)

L'Office de Recherche sur l'Alimentation et la Nutrition Africaine (ORANA) occupe une place centrale dans l'histoire de la nutrition au Sénégal et en Afrique de l'Ouest francophone. Créé en 1960 à Dakar, à l'aube des indépendances africaines, l'ORANA a été l'un des premiers instituts de recherche régionaux portant exclusivement sur les questions de nutrition et d'alimentation dans le contexte africain. Il a été institué sous l'égide du Conseil de l'Entente (Organisation régionale regroupant alors plusieurs pays d'Afrique de l'Ouest) et avec le soutien de la coopération française. Cette structure, bien que régionale, fait du Sénégal un pôle scientifique en nutrition pour tout le Sahel.

L'objectif de l'ORANA était clair : adapter les stratégies nutritionnelles aux réalités africaines, en menant des recherches appliquées sur les déficiences nutritionnelles, les habitudes alimentaires locales, les besoins des populations vulnérables (enfants, femmes enceintes et allaitantes, etc.), et la valorisation des produits alimentaires locaux.

Ainsi, l'ORANA a joué un rôle crucial dans :

- La caractérisation des carences nutritionnelles (protéino-énergétiques, carences en fer, en vitamine A, etc.) dans les zones rurales et urbaines du Sénégal ;

- L'élaboration et la publication en 1965 de la première table de composition des aliments africains, une référence scientifique précieuse ;
- La formation de générations de nutritionnistes, médecins, biologistes et diététiciens africains, contribuant à bâtir une expertise locale ;
- Le développement de programmes alimentaires communautaires, notamment dans le cadre de la lutte contre la malnutrition infantile et les maladies carentielles ;
- La promotion de la consommation des produits traditionnels africains, en tenant compte de leurs qualités nutritionnelles.

Durant les décennies 1960–1980, l'ORANA a collaboré avec des institutions de recherche internationales comme l'IRD (anciennement ORSTOM), l'OMS et l'UNICEF. Il a été à l'origine de nombreuses publications scientifiques et recommandations sur les politiques alimentaires en Afrique de l'Ouest.

De 1990 à 2000 l'ORANA a été le phare de la recherche en nutrition au Sahel avant de connaitre son déclin et sa fermeture en 2004.

Grâce à ces institutions (ITA, BANAS, ORANA) et à la volonté politique affichée, les années 1960 voient l'amorce de programmes pilotes. Par exemple, des centres de récupération nutritionnelle commencent à fonctionner de manière informelle dans certains hôpitaux dès la fin des années 60 pour prendre en charge les enfants émaciés ou œdémateux (souffrant de kwashiorkor). Ces centres, souvent appuyés par des ONG religieuses, offrent du lait thérapeutique et une éducation nutritionnelle aux mères, une approche curative encore modeste mais importante symboliquement.

En 1968, Dakar accueille la Première Conférence Régionale Africaine sur la Nutrition et l'Alimentation de l'Enfant (co-organisée avec l'UNICEF et l'OMS)

(5). Ce forum international témoigne de la reconnaissance du leadership du Sénégal sur ces questions. Dans son discours d'ouverture, le Président Senghor insiste sur le lien entre malnutrition et sous-développement, appelant à une coopération internationale accrue pour combattre « l'ennemi invisible qu'est la faim ».

3. Priorités nutritionnelles dans les politiques publiques des années 60

Les deuxième et troisième Plans de Développement (1965-1969) approfondissent les engagements du Sénégal en matière de nutrition : le 2ème PQDES (1965) consolide le BANAS et prévoit la formation de spécialistes en nutrition, tandis que le 3ème PQDES (1969) élève encore le niveau d'ambition. Ce troisième plan codifie noir sur blanc la protection maternelle et infantile (PMI) comme priorité nationale, liant la lutte contre la malnutrition infantile aux efforts de réduction de la mortalité des enfants. Il préconise le renforcement des coopératives rurales pour améliorer la production vivrière et la nutrition en milieu paysan, ainsi que l'intégration de l'éducation nutritionnelle dans les programmes d'alphabétisation des femmes.

Si les années 1960 ont posé des bases institutionnelles solides, la réalité du terrain en fin de décennie reste préoccupante. Les rares données disponibles indiquent que la prévalence de la malnutrition protéino-énergétique chez les jeunes enfants demeure élevée (plus d'un tiers des enfants d'âge préscolaire présentent un retard de croissance ou une insuffisance pondérale dans certaines zones rurales). Les carences en vitamine A provoquent encore des cas de cécité nocturne, et l'anémie ferriprive touche une majorité de femmes enceintes. La situation nutritionnelle urbaine est contrastée : à Dakar, une classe moyenne émergente améliore son alimentation (baisse du prix du riz importé, consommation de pain, sucre et huile en hausse), tandis que les quartiers périurbains abritent une pauvreté persistante et des enfants sous-alimentés.

Néanmoins, l'État sénégalais a posé durant cette décennie les fondations institutionnelles de son action nutritionnelle. La stabilité politique (Président Senghor restant au pouvoir) et l'appui de partenaires internationaux créent un environnement propice pour élargir ces initiatives dans les décennies suivantes. Le défi sera de passer de ces projets pilotes et déclarations d'intention à des interventions à grande échelle capables de toucher l'ensemble de la population vulnérable, en particulier dans les campagnes. C'est ce à quoi s'attelleront les autorités durant les années 1970, non sans obstacles comme nous le verrons au chapitre suivant.

RÉFÉRENCES BIBLIOGRAPHIQUES

1. World Bank & CLM (2020). *Analysis & Perspective: 15 Years of*

Experience in the Development of Nutrition Policy in Senegal – Section "Building the Foundation (1950s–1970s)".

2. République du Sénégal (1961). *Premier Plan Quadriennal de Développement Économique et Social 1961-64*. Chap. IV : Nutrition et consommation.

3. République du Sénégal (1965). *Deuxième Plan Quadriennal de*

Développement Économique et Social 1965-68. Section Santé et Nutrition (création du BANAS).

4. ORANA (1970). *Table de composition des aliments d'Afrique de l'Ouest*.

Dakar : ORANA/Université de Dakar.

5. Conférence Africaine sur l'Alimentation de l'Enfant (1968). *Compte-rendu de la Conférence de Dakar, 22-25 avril 1968*. UNICEF/ORANA

CHAPITRE 3

PREMIÈRES INTERVENTIONS ET DÉFIS NUTRITIONNELS POST INDÉPENDANCE (ANNÉES 1970)

1. Le choc de la sècheresse du Sahel (1968-1974) et la prise de conscience nationale

Au tournant des années 1970, le Sénégal et l'ensemble de la bande sahélienne subissent une série d'années de sécheresse catastrophique (1968-1974). Ce désastre climatique provoque de mauvaises récoltes en chaîne, décime le cheptel et plonge les zones rurales du nord et du centre du pays dans une crise alimentaire aiguë. Des milliers de familles peuhles et toucouleurs, éleveurs ou agriculteurs, perdent leurs moyens de subsistance et affluent vers les villes en quête d'aide. Cette sécheresse, souvent considérée comme la première grande crise humanitaire postcoloniale du Sénégal, met en lumière l'ampleur de l'insécurité alimentaire et de la malnutrition dans le pays.

Face à l'urgence, le gouvernement du Président Senghor fait appel à l'aide internationale. Des programmes d'aide alimentaire d'urgence sont organisés avec le soutien du PAM (Programme Alimentaire Mondial) et de la Croix Rouge, distribuant du mil, du riz et du lait en poudre dans les zones sinistrées. Des centres de nutrition d'urgence voient le jour pour prendre en charge les enfants atteints de malnutrition sévère, notamment dans le nord (région du

Fleuve) et le bassin arachidier durement frappé par la chute des rendements. Ces efforts, bien que salutaires à court terme, révèlent l'absence d'un système pérenne de protection nutritionnelle : le Sénégal doit se doter de mécanismes pour prévenir et gérer de telles crises (1).

Cette période marque un tournant dans la prise de conscience politique : la malnutrition n'est plus perçue seulement comme un legs colonial ou un problème chronique latent, mais comme un frein immédiat au développement et à la stabilité du pays. En 1973, le gouvernement rédige le 4ème Plan de Développement (2) en tirant les leçons de la sécheresse : ce plan dresse un constat sévère de la situation nutritionnelle et établit clairement le lien entre malnutrition, maladies infectieuses et mortalité infantile. Il souligne que le manque d'éducation des mères et les sevrages précoces aggravent la malnutrition des nourrissons, et propose de renforcer les programmes de santé de base pour y remédier. C'est dans ce contexte que va émerger le premier grand programme national nutritionnel.

1.1 Le Programme de Protection Nutritionnelle et Sanitaire (PPNS) (3)

En 1974, le Sénégal lance le Programme de Protection Nutritionnelle et Sanitaire (PPNS) avec le soutien du CRS (Catholic Relief Services), inscrit dans le 4ème plan mais réellement mis en œuvre à partir de 1975. Le PPNS est un programme gouvernemental ambitieux, appuyé financièrement par l'UNICEF, et l'OMS, visant à réduire la malnutrition infantile sur l'ensemble du territoire. Ses composantes incluent :

• L'établissement de centres de récupération et d'éducation nutritionnelle (CREN) dans les hôpitaux régionaux et certains centres de santé ruraux, pour le traitement intensif des enfants en état de malnutrition aiguë sévère (via l'alimentation thérapeutique, la réhydratation orale pour contrer la diarrhée, etc.).

Encadré 7 : Les Centres de Récupération Nutritionnelle (CREN) (3)

Les CREN : réponse curative à la malnutrition aiguë (1974–1980)

a) Contexte de création des CREN

La sécheresse prolongée de la période 1968–1974 a provoqué une crise nutritionnelle sans précédent au Sénégal. En réponse, les autorités sanitaires, avec l'appui de partenaires comme l'UNICEF et l'OMS, ont lancé une approche d'intervention curative à travers la mise en place de Centres de Récupération et d'Education Nutritionnelle (CREN). Ces structures représentaient l'un des piliers du Programme de Protection Nutritionnelle et Sanitaire (PPNS), lancé officiellement en 1975.

Inspirés d'expériences menées dans d'autres pays sahéliens, les CREN étaient conçus comme des unités sanitaires spécialisées dans la prise en charge des enfants souffrant de malnutrition aiguë sévère (MAS), avec ou sans complications médicales. Ils devaient à la fois apporter un traitement immédiat, stabiliser l'enfant sur le plan nutritionnel, et fournir aux mères des conseils diététiques pour éviter la rechute.

Encadre 7 : Suite 1

b) ***Modalités d'implantation et fonctionnement***

Dès 1975, une première série de CREN a été établie dans les hôpitaux régionaux de Saint-Louis, Louga, Kaolack et Tambacounda, puis dans plusieurs centres de santé ruraux du bassin arachidier, zone particulièrement frappée par la crise alimentaire.

Chaque CREN se composait en général :

- *D'un espace d'accueil avec matelas ou lits pour l'hospitalisation courte,*

- *D'un coin cuisine pour la préparation de bouillies thérapeutiques,*

- *D'un stock de produits nutritionnels (lait thérapeutique, huile, sucre, farine enrichie),*

- *D'un espace de conseil pour l'éducation nutritionnelle des mères.*

Le personnel comprenait une infirmière ou sage-femme référente, parfois un médecin superviseur (rare en zone rurale), et surtout des monitrices formées aux techniques de pesée, d'allaitement et de démonstration culinaire. Le tout sous la supervision d'un coordinateur régional du PPNS.

c) ***Protocoles de traitement***

Les enfants admis dans les CREN étaient le plus souvent orientés par les dispensaires ou repérés lors de campagnes de pesée villageoise. Le critère principal d'admission reposait sur un poids très inférieur à la normale pour l'âge (selon les courbes de référence introduites par l'UNICEF) et/ou des signes cliniques de malnutrition (œdèmes, amaigrissement extrême...).

Encadre 7 : Suite 2

d) ***Le protocole standard comportait :***

- *Une réhydratation orale immédiate pour les cas de diarrhée (sachets SRO),*

- *Une alimentation fractionnée avec du lait thérapeutique LHS (lait en poudre reconstitué-huile-sucre) plusieurs fois par jour,*

- *L'introduction progressive de bouillies enrichies à base de mil, riz ou mais, mélangées à de l'huile d'arachide et du sucre,*

- *Un traitement médical des infections opportunistes (antibiotiques, antipaludiques),*

- *Un suivi du poids journalier pour évaluer les progrès.*

La durée moyenne de séjour variait entre 7 et 21 jours. Les enfants stabilisés étaient ensuite orientés vers les centres communautaires ou les programmes de surveillance nutritionnelle.

Encadre 7 : Suite 3

e) *Difficultés rencontrées*

Malgré leur utilité, les CREN ont rencontré plusieurs obstacles majeurs qui ont compromis leur efficacité à grande échelle :

1- *Pénurie chronique de ressources*

o *Le lait thérapeutique, importé et coûteux, manquait régulièrement.*

o *L'absence de chaîne du froid dans certaines régions rendait la conservation difficile.*

o *Le personnel soignant faisait souvent face à un manque de médicaments de base (antibiotiques, antipaludiques).*

2- *Faible couverture territoriale*

o *Moins de 20 CREN fonctionnels sur l'ensemble du territoire à la fin des années 1970.*

o *Inaccessibilité pour les familles vivant dans les zones enclavées (Matam, Bakel, Kédougou).*

3- *Manque de formation spécialisée*

o *La majorité des agents de santé n'étaient pas formés à la prise en charge nutritionnelle.*

o *Les tâches nutritionnelles entraient en concurrence avec d'autres priorités sanitaires (vaccination, prise en charge de la rougeole, du paludisme…).*

4- *Faible coordination intersectorielle*

o *Le lien entre santé, agriculture et éducation restait embryonnaire.*

o *Peu d'initiatives visant à associer les collectivités locales à la*

Encadre 7 : Suite 4

f) *Apports et héritage des CREN*

Malgré leurs limites, les CREN ont joué un rôle de pionnier dans l'introduction d'une approche médicale standardisée à la malnutrition au Sénégal. Ils ont contribué à :

- *Structurer une réponse curative face à la malnutrition aiguë, en définissant des protocoles reproductibles.*
- *Introduire la notion de « malnutrition comme urgence médicale » dans les hôpitaux et centres de santé.*
- *Former une première génération de soignants sensibilisés aux besoins nutritionnels des enfants.*
- *Amorcer une culture de la surveillance nutritionnelle, notamment à travers le carnet de croissance.*

Les CREN ont aussi permis de documenter les premiers profils épidémiologiques de la malnutrition au Sénégal : prévalence, facteurs de risque, saisonnalité. Ces données alimenteront plus tard les réflexions pour une politique nutritionnelle intégrée dans les années 1980.

Encadre 7 : Suite et fin

g) Témoignages et exemples locaux

« À Kaolack, en 1976, nous recevions parfois vingt enfants en une semaine. Les mères venaient à pied, parfois de plus de dix kilomètres. On n'avait pas toujours le lait, alors on improvisait des bouillies de mil avec un peu d'huile et de sucre. » (Témoignage d'une infirmière-chef du centre de santé de Médina Baye)

« Ce qui frappait, c'était la détresse des mères. On voyait qu'elles ne savaient pas quoi donner à leurs enfants. On a compris alors que le traitement seul ne suffisait pas, il fallait leur apprendre à nourrir différemment. » (Monitrice nutritionnelle, CREN de Richard-Toll)

- La création d'un réseau de cliniques mobiles et de programmes communautaires offrant des suppléments nutritionnels (farine enrichie, bouillies) aux enfants modérément malnutris et aux femmes enceintes, en particulier pendant la période de soudure.
- Des actions de surveillance nutritionnelle : le PPNS introduit la pratique du suivi du poids des enfants (le fameux *« road to health chart »* chemin de la santé du carnet de croissance) dans quelques localités pilotes, pour dépister précocement les retards de croissance et orienter vers les CREN en cas de besoin.
- Un volet éducation nutritionnelle et sanitaire : animations villageoises, formation de monitrices rurales (les *« animatrices »*) chargées de dispenser conseils sur l'allaitement, le sevrage, l'hygiène alimentaire, etc.

1.2 Vers une approche intégrée : stratégies alimentaires et sanitaires (fin des années 1970)

À la fin des années 1970, le Sénégal embrasse le concept plus global de « Primary

Health Care » (Soins de Santé Primaires) issu de la conférence d'Alma-Ata en 1978 (4). La nutrition est reconnue comme partie intégrante des soins de base. On cherche alors à intégrer les interventions nutritionnelles dans les programmes de santé existants plutôt que de les isoler. Par exemple, lors des campagnes de vaccination en milieu rural, on commence à adjoindre des messages nutritionnels (promotion de l'allaitement maternel, démonstrations de bouillies enrichies) et à distribuer de la vitamine A aux enfants pour prévenir la carence associée à la rougeole. Cette approche intégrée se reflète dans le 5ème Plan de Développement (1977), qui prône explicitement une coordination intersectorielle : augmenter l'offre alimentaire durant les périodes de pénurie, étendre l'éducation nutritionnelle, et développer la petite industrie de transformation locale pour diversifier les régimes alimentaires.

Toujours en 1977, le gouvernement élabore une Stratégie d'Investissement dans l'Alimentation 1977-1985, soutenue par la Banque Mondiale. Elle visait à améliorer la disponibilité des denrées et la stabilité des prix. Cette stratégie, focalisée sur l'augmentation de la production céréalière et la constitution de réserves de sécurité, sera critiquée a posteriori pour avoir peu intégré la dimension nutritionnelle : on lui reprochera d'avoir mesuré le succès en tonnes de mil ou de riz produites, sans suivre l'impact sur l'état nutritionnel des populations. Néanmoins, elle témoigne de l'intérêt grandissant des bailleurs de fonds pour la question alimentaire post-crise au Sahel.

Encadré 8 : L'éducation nutritionnelle par les « berceaux communautaires » (3)

Dès 1972, avant même Alma-Ata, le Sénégal expérimente les « cases des tout-petits » rurales – une initiative conjointe du Ministère de l'Éducation et d'ONG, inspirée de modèles au Brésil. Il s'agissait de garderies communautaires où les mères laissaient leurs jeunes enfants pendant qu'elles travaillaient aux champs. Ces centres offraient un repas quotidien aux enfants et servaient de lieux de démonstration de cuisine pour enseigner aux mamans comment enrichir la bouillie de mil avec du lait en poudre, de l'huile d'arachide, ou des légumes locaux. Bien que de portée limitée (quelques villages du Sine et du Baol au départ), cette approche préventive innovante a jeté les bases de l'implication communautaire en nutrition : les animatrices villageoises qui y officiaient seront parmi les premiers « relais nutritionnels » du pays. Ces projets, soutenus par l'UNESCO et l'USAID, sont considérés rétrospectivement comme des précurseurs de la nutrition communautaire au Sénégal.

En outre, le PPNS était également couplé avec le Programme « Santé Sécheresse » appuyé par le PAM dans le cadre du quatrième Plan Quinquennal de Développement Economique et Social (PQDES) ajusté (Mai 1975) avec la distribution de rations alimentaires aux familles nécessiteuses.

À côté des interventions mises en œuvre par le Ministère de la Santé, de nombreuses Organisations Non Gouvernementales ont appuyé la lutte contre la malnutrition, avec dans le même sillage la distribution d'aliments essentiellement aux enfants et aux familles pauvres.

Toutefois le huitième PQDES (1989-1995) présente un bilan peu reluisant du PPNS (5) et fait ressortir que « *la tranche d'âge des moins de cinq ans est la plus atteinte de malnutrition en raison des mauvaises conditions de sevrage, d'hygiène individuelle et collective ; l'analphabétisme des mères engendre et aggrave la malnutrition et les diarrhées* » et la première enquête démographique et de santé (EDS1 en 1986) confirme qu'après plus de dix ans de mise en œuvre le PPNS n'a pas amélioré la situation nutritionnelle au Sénégal.

Donc, en dépit de nombreux programmes et intentions des années 1970, les résultats mesurables restent modestes en fin de décennie. Aucune enquête nationale n'a encore quantifié précisément la malnutrition à l'échelle du pays (il faudra attendre 1986 pour la première Enquête Démographique et de Santé). Néanmoins, les observations régionales et études ponctuelles suggèrent que la malnutrition chronique stagne à un niveau élevé, particulièrement en milieu rural. La mortalité infantile demeure autour de 150 pour 1000 en 1980, et un décès d'enfant sur deux est associé à la malnutrition selon les pédiatres de l'hôpital universitaire de Dakar (Sanokho A et al). Ces indicateurs alarmants, combinés aux difficultés économiques qui s'annoncent, pousseront le Sénégal à repenser et réorganiser ses efforts nutritionnels pendant les années 1980, sous l'ère des ajustements structurels.

RÉFÉRENCES BIBLIOGRAPHIQUES

1. World Bank & CLM (2020). *Evolution of Nutrition Policy in Senegal* – Extraits sur les années 1970 (génération « Approche curative »).

2. République du Sénégal (1973). *Quatrième Plan Quadriennal de DÉS 19731976*. Chap. II : Santé publique et nutrition (inclusion du PPNS).

3. UNICEF (1975). *Rapport sur le Programme de Protection Nutritionnelle et Sanitaire (PPNS) – Sénégal.* Dakar : UNICEF, Min. de la Santé.

4. Conférence Alma-Ata (1978). *Déclaration d'Alma-Ata sur les Soins de Santé Primaires*. OMS/UNICEF (traduction française).

5. Ministère du Plan (1980). *Bilan de la Stratégie Alimentaire 1977-1980.*

Dakar : Direction de la Planification (note de synthèse).

CHAPITRE 4

POLITIQUES NUTRITIONNELLES EN PÉRIODE D'AJUSTEMENT ÉCONOMIQUE (ANNÉES 1980)

1. Crise économique, ajustement structurel et nutrition

Les années 1980 débutent dans un contexte économique difficile pour le Sénégal. Le pays subit la baisse des cours de l'arachide, une dette publique croissante et doit mettre en œuvre, sous l'égide du FMI et de la Banque mondiale, des programmes d'ajustement structurel (PAS) à partir de 1980. Ces mesures d'austérité (réduction des dépenses publiques, désengagement de l'État dans certains secteurs) ont des répercussions directes sur les secteurs sociaux, y compris la santé et la nutrition. Les budgets des programmes de nutrition sont restreints, le personnel est en sous-effectif et les initiatives communautaires naissantes manquent de soutien. En 1984, une sévère sécheresse frappe à nouveau le Sahel, rappelant la persistance de la vulnérabilité alimentaire dans le nord du Sénégal.

Malgré cela, la malnutrition commence à être mieux suivie grâce aux premières enquêtes nationales. La première Enquête Démographique et de Santé (EDS) du Sénégal est réalisée en 1986, fournissant pour la première fois des indicateurs quantitatifs : on estime alors qu'environ 30 % des enfants de moins de 5 ans souffrent de retard de croissance (stunting) au niveau national, et plus de 10 % d'entre eux sont en insuffisance pondérale sévère. Ces chiffres confirment l'ampleur du défi et servent de base de référence pour les années suivantes.

Le gouvernement du Président Abdou Diouf (qui a succédé à Senghor en 1981) reste officiellement engagé en faveur de la nutrition, mais ses marges de manœuvre financières sont limitées. En 1985, le Programme d'Ajustement Structurel mis en place, réduit notamment les subventions alimentaires urbaines

(sur le riz et le lait importé) ce qui entraine une hausse des prix pour les consommateurs. L'impact social est immédiat : la consommation de certains produits riches en nutriments (lait, viande) diminue dans les ménages modestes urbains, augmentant le risque de malnutrition en milieu urbain alors même que celle-ci était historiquement plus faible qu'en zone rurale. L'ajustement conduit par ailleurs à la privatisation partielle des filières agricoles, en espérant que la libéralisation incitera la production vivrière à court terme. Mais le secteur agricole reste déprimé, maintenant ainsi une offre alimentaire intérieure insuffisante.

2. Restructuration institutionnelle : du BANAS au SANAS

Face à la nécessité de rationaliser les structures pour s'adapter à la cure d'austérité, le Sénégal procède en 1988 à une réorganisation de ses institutions nutritionnelles. Le BANAS (Bureau National d'Alimentation et Nutrition Appliquée) est dissous et remplacé par une entité nouvelle, le Service de l'Alimentation et de la Nutrition Appliquée du Sénégal (SANAS). Le SANAS est intégré au Ministère de la Santé, avec un mandat recentré sur la coordination technique : élaboration de protocoles, supervision des activités de nutrition dans les régions, et lien avec les partenaires internationaux. Cette réforme vise à mieux ancrer la nutrition dans le système de santé en évitant la dispersion des efforts.

En parallèle, le Ministère de la Santé lance en 1989 un Programme de Réhabilitation et de Surveillance Nutritionnelle (PRSN). Ce programme, soutenu par l'UNICEF, cherche à relancer les actions au niveau communautaire mises en veille pendant la première moitié des années 80. Concrètement, le PRSN introduit le concept de « villages de récupération nutritionnelle » pendant la période de soudure : les centres de santé organisent dans certains villages des camps de récupération où les mères apprennent à préparer des bouillies enrichies et reçoivent des rations pour leurs enfants malnutris. Le PRSN instaure aussi un système de surveillance épidémiologique en nutrition, en collectant régulièrement des données sur le poids des enfants dans plusieurs sites sentinelles. C'est une étape importante pour passer d'une réponse ponctuelle aux crises à une gestion plus continue du problème.

3. Programme de santé maternelle et infantile et planification familiale (PSMI/PF)

Un fait marquant de la fin des années 1980 est la volonté du gouvernement de lier la nutrition aux soins de santé de base. En 1989 démarre le Programme de Santé Maternelle et Infantile et de Planification Familiale (PSMI/PF), avec l'appui de la Banque mondiale. Ce vaste programme de santé inclut un important volet nutrition. Pour la première fois, des nutritionnistes sont recrutés et déployés au niveau régional dans le cadre d'un programme public. Le PSMI/PF comprend en particulier :

- La diffusion du concept des « Aliments de Sevrage Enrichis » (ASE) : promotion à grande échelle d'une recette améliorée de bouillie infantile (mélange de farine de céréales, d'arachide, de poisson séché et de poudre de niébé) afin d'améliorer l'apport protéino-calorique des enfants de 6 à 24 mois. Des démonstrations culinaires sont organisées dans les postes de santé.

- L'adoption de la stratégie des « Actions Essentielles en Nutrition (AEN) » dès 1990, suite au cadre conceptualisé par l'UNICEF. Cela se traduit par des interventions à faible coût : encouragement de l'allaitement maternel exclusif, supplémentation en vitamine A post-partum, réhydratation orale systématique lors des diarrhées, suivi de croissance, etc.

Le PSMI/PF intègre ces AEN dans ses activités courantes.

- Le renforcement de la formation du personnel de santé : élaboration de manuels nationaux de nutrition (Normes et Protocoles en Nutrition publiés en 1990) pour standardiser les soins, et modules de formation continue pour infirmiers et sages-femmes sur la prise en charge nutritionnelle.

Par ces actions, la nutrition devient progressivement un élément routinier des services de santé dans les années 1990. Toutefois, en 1990, un fait majeur va bouleverser le paysage : la Déclaration d'Innocenti sur la protection de l'allaitement maternel est signée (avec l'adhésion du Sénégal), suivie en 1991 de l'adoption du Code international de commercialisation des substituts du lait maternel dans la législation sénégalaise (arrêté interministériel en 1994). Ces mesures renforcent la promotion de l'allaitement exclusif, une pratique qui avait reculé en zone urbaine du fait du marketing agressif des laits infantiles. Dès lors, les maternités sénégalaises s'engagent progressivement dans l'Initiative Hôpital Ami des Bébés (IHAB) pour encourager l'allaitement maternel.

Encadré 9 : Le Programme de Santé Maternelle et Infantile et de Planification Familiale (SMI/PF) au Sénégal : Une composante clé des politiques nutritionnelles (4)

Depuis l'indépendance du Sénégal en 1960, l'amélioration de la santé maternelle et infantile (SMI) s'est imposée comme un pilier central des politiques sanitaires et nutritionnelles du pays. La mise en place d'un Programme national de Santé Maternelle et Infantile et de Planification Familiale (SMI/PF) a marqué une étape essentielle dans l'intégration des services de santé de la reproduction, de prévention nutritionnelle, et de suivi de la croissance au sein du système de santé primaire.

a) Genèse et évolution du programme SMI/PF

Dans les années 1970, le Sénégal fait face à une forte mortalité maternelle et infantile, exacerbée par la malnutrition, le faible accès aux soins obstétricaux, et une planification familiale quasi inexistante. Face à ce constat, l'État, appuyé par des partenaires techniques (OMS, UNICEF, UNFPA), a mis en place un programme intégré SMI/PF. Inspiré de l'approche des soins de santé primaires promue par la Déclaration d'Alma Ata (1978), ce programme visait à offrir des soins de santé accessibles, préventifs et curatifs aux femmes enceintes, aux nourrissons et aux jeunes enfants.

Au fil des décennies, le programme s'est étoffé pour répondre aux enjeux émergents : VIH/SIDA, nutrition infantile, santé des adolescentes, et plus récemment la lutte contre les grossesses précoces et la promotion de la contraception moderne.

Encadré 9 : suite 1

b) ***Objectifs et axes d'intervention***

Le programme SMI/PF poursuit des objectifs multiples, qui convergent vers l'amélioration du bien-être maternel et infantile : Réduction de la mortalité maternelle et néonatale, par la promotion des accouchements assistés, des consultations prénatales et postnatales de qualité.

Prévention de la malnutrition, notamment à travers le suivi de la croissance, la promotion de l'allaitement maternel exclusif jusqu'à 6 mois, et la supplémentation en micronutriments (fer, acide folique, vitamine A).

Promotion de la planification familiale, pour espacer les naissances, réduire les risques obstétricaux et améliorer la santé nutritionnelle des mères et des enfants.

Renforcement des capacités communautaires, avec l'implication des relais communautaires, et des ASC (agents de santé communautaires).

Ces interventions sont mises en œuvre à travers des stratégies complémentaires : services fixes dans les structures de santé, stratégies mobiles pour les zones rurales, et interventions à base communautaire.

Encadré 9 : suite et fin

c) ***Intégration des enjeux nutritionnels***

Le lien entre nutrition et santé maternelle/infantile est au cœur du programme. Dès les années 1980, des actions spécifiques de prévention et de prise en charge de la malnutrition ont été intégrées dans le paquet minimum d'activités du programme SMI. Cela comprend :

- *Le suivi mensuel de la croissance des enfants de moins de 5 ans (poids/taille/âge).*
- *La détection précoce de la malnutrition aiguë (MUAC, œdèmes).*
- *L'appui à la réhabilitation nutritionnelle à travers les Unités de Récupération Nutritionnelle (URN).*

- La promotion de l'allaitement maternel exclusif (notamment avec l'adoption du Code international de commercialisation des substituts du lait maternel en 1994) (2, 5).
- La diversification alimentaire à partir de 6 mois, avec une attention portée à l'enrichissement local des bouillies et à la lutte contre les carences en micronutriments (3).

Cette approche nutritionnelle a été renforcée dans les années 2000 avec l'adoption du Plan National de Développement Sanitaire (PNDS) et du Plan stratégique multisectoriel de nutrition, assurant une meilleure synergie entre les interventions santé et nutrition.

4. Résultats et défis persistants

Le programme SMI/PF a permis des avancées majeures (4) :

- Réduction significative de la mortalité infantile (de 139 pour mille en 1990 à environ 42 pour mille en 2020 selon l'EDS).
- Amélioration de la couverture en soins prénatals (près de 90 % des femmes bénéficient d'au moins une consultation prénatale).
- Progrès en matière de planification familiale (taux de prévalence contraceptive moderne autour de 27 % en 2022, contre moins de 5 % en 1992).

Cependant, plusieurs défis persistent : inégalités d'accès entre zones rurales et urbaines, persistance des mariages précoces, malnutrition chronique (retard de croissance) toujours élevée chez les enfants, faible couverture des interventions en micronutriments, et réticences culturelles vis-à-vis de la contraception

5. Rôle des partenaires et perspectives

Le programme a bénéficié d'un fort appui des partenaires techniques et financiers (UNICEF, USAID, JICA, Banque mondiale, OMS), tant pour le financement des intrants que pour le renforcement du personnel de santé. La stratégie nationale de santé communautaire (2014–2024) constitue une nouvelle opportunité d'extension des services SMI/PF vers les ménages, en renforçant le rôle des communautés dans la prévention nutritionnelle.

À l'horizon 2030, les perspectives incluent une meilleure intégration numérique (dossiers médicaux numériques, applications mobiles pour le suivi de la croissance), un renforcement des ressources humaines qualifiées en santé de la reproduction et nutrition, et une synergie renforcée avec les programmes de protection sociale et de sécurité alimentaire.

En fin de compte, malgré les turbulences économiques, la décennie 1980 voit le Sénégal préparer le terrain pour des avancées futures : un cadre institutionnel remanié (SANAS), l'intégration de la nutrition dans les soins de santé primaires, et l'émergence d'une approche plus préventive. Les résultats sur la prévalence de la malnutrition sont mitigés sur cette période – une légère baisse du stunting est notée entre 1986 et 1992, attribuée aux efforts conjoints en santé et nutrition. En 1992, la malnutrition chronique touche encore environ 28 % des enfants, un taux certes élevé mais qui marque le début d'une tendance à la baisse. Cette tendance se confirmera spectaculairement dans les décennies suivantes, comme on le verra dans les chapitres 5 et 6.

RÉFÉRENCES BIBLIOGRAPHIQUES

1. World Bank & CLM (2020). *Evolution of Nutrition Policy in Senegal* – Section « Curative Approach (1970s–1990s) » et Timeline années 1980.

2. République du Sénégal (1991). *Code de Commercialisation des Substituts du Lait Maternel*, Arrété Interministériel n°1234.

3. Ministère de la Santé (1990). *Normes et Protocoles en Nutrition*. Dakar :

Division Nutrition (document technique).

4. PSMI/PF – Ministère de la Santé (1992). *Rapport d'évaluation à mi-parcours du Programme Santé Maternelle-Infantile/Planification Familiale*. Dakar.

5. Innocenti Declaration (1990). *On the Protection, Promotion and Support of Breastfeeding*. WHO/UNICEF Policy Makers' Package.

CHAPITRE 5

RENOUVEAU DES ANNÉES 1990 – VERS UNE APPROCHE COMMUNAUTAIRE POUR RÉPONDRE À LA CRISE

1. Le tournant de 1994 : dévaluation du franc CFA et crise urbaine

Dès le lendemain du Sommet Mondial de l'Enfant en 1990 et de la Conférence Internationale sur la Nutrition, une ébauche de réflexions et d'actions émergeait. Ces initiatives, fondées sur les évidences scientifiques, visaient à prendre en compte les déterminants clés de la malnutrition. Les deux événements internationaux avaient en effet souligné sa forte contribution à la mortalité infanto-juvénile et la nécessité d'une réponse structurelle ciblant ses causes profondes.

Cependant, l'accentuation de la crise économique vint bouleverser ce processus. Les politiques d'ajustement structurel, au caractère de plus en plus drastique, accentuèrent la pauvreté monétaire des populations – notamment rurales. Cette paupérisation fit exploser l'exode vers les taudis urbains.

La survenue de la dévaluation du Franc CFA en 1994 créa un véritable cataclysme, exigeant une réponse urgente face à une « situation d'urgence nutritionnelle » clairement mise en évidence par l'EDS2. C'est dans ce contexte qu'émergea le Projet de Nutrition Communautaire comme riposte immédiate.

Pourtant, parallèlement à cette approche d'urgence, le 8ème PQDES envisageait de structurer deux programmes sanitaires : le Programme de Réhabilitation et de Surveillance Nutritionnelle, et le Programme Santé Maternelle et Infantile/Planification Familiale (PSMI/PF).

Par ailleurs, le milieu des années 1990 constitue un tournant décisif pour la nutrition au Sénégal. En janvier 1994, la monnaie commune (franc CFA) est dévaluée de 50 %, entraînant une hausse brutale des prix des denrées importées et une détérioration du pouvoir d'achat urbain. À Dakar et dans les grandes villes, des émeutes de la faim éclatent pour protester contre l'inflation des produits de base. Cette crise met en lumière la fragilité nutritionnelle des ménages urbains pauvres, qui consacrent l'essentiel de leurs revenus à la nourriture. En quelques mois, les cas de malnutrition infantile modérée augmentent dans les quartiers périphériques de Dakar selon les relevés des centres de santé.

Le gouvernement, conscient du risque social, réagit en lançant un programme inédit combinant filet de sécurité et nutrition : l'idée d'un grand projet de « nutrition communautaire » voit le jour pour soulager les ménages les plus touchés par la dévaluation et prévenir une flambée de malnutrition urbaine. C'est dans ce contexte qu'est conçu le Projet de Nutrition Communautaire (PNC).

1.1 Le Projet de Nutrition Communautaire (PNC 1995-2000) et le modèle AGETIP (1, 2)

Le Projet de Nutrition Communautaire est officiellement lancé en 1995, avec le soutien financier de la Banque mondiale. Il représente une approche novatrice à plusieurs égards :

- Ciblage urbain : le PNC se concentre initialement sur les grandes agglomérations (Dakar, Thiès, Kaolack…) où l'impact de la dévaluation est sévère. Les quartiers défavorisés sont ciblés en priorité.

- Gestion par une agence autonome (AGETIP) : Plutôt que de passer par le ministère de la Santé bureaucratique, l'exécution du projet est confiée à l'Agence d'Exécution des Travaux d'Intérêt Public (AGETIP). L'AGETIP est une structure souple créée dans les années 1980 pour gérer des projets d'emploi jeunes. Dans le PNC, l'AGETIP sert de maître d'œuvre : elle recrute du personnel contractuel, gère les fonds et supervise les activités sur le terrain. Ce montage institutionnel est inédit pour un projet de nutrition.

- Composante « emplois jeunes » : Le PNC embauche et forme de nombreux jeunes animateurs issus des communautés locales, créant ainsi des emplois temporaires tout en renforçant la sensibilisation nutritionnelle. Ces jeunes (souvent des femmes diplômées au chômage appelées *« relais communautaires »*) sont chargés d'organiser les activités dans les quartiers.

- Paquet d'interventions : Dans chaque quartier ciblé, le PNC met en place un *Centre de promotion nutritionnelle*. On y propose : le suivi de croissance mensuel des enfants de moins de 3 ans, la distribution de compléments alimentaires (farines enrichies locales) pour les enfants à risque, des démonstrations de cuisine pour les mères, et l'éducation sanitaire (hygiène, espacement des naissances, etc.). Les cas de malnutrition sévère repérés sont référés aux structures de santé.

Le PNC a une forte approche de partenariat local : il collabore avec les associations de quartier, les groupements de femmes, et utilise les infrastructures communautaires existantes (écoles, cases, lieux de culte) pour tenir ses activités. Rapidement, le PNC connaît un succès en termes de participation : des milliers de mères viennent aux sessions de pesée et aux causeries chaque mois, attirées par l'aspect concret de l'aide (ration de bouillie, prise en charge gratuite). Les taux de couverture vaccinale et d'enregistrement à l'état civil s'améliorent même dans les zones PNC, effet indirect positif du contact régulier avec les familles.

Les premiers résultats du PNC indiquent une réduction modeste mais significative de la malnutrition dans les quartiers d'intervention, par rapport aux zones témoins. Surtout, la mortalité infantile y baisse, ce qui est encourageant. Toutefois, une évaluation en 1998 met aussi en lumière des défis dont entre autres : certaines composantes sont coûteuses (distribution alimentaire), et le ciblage des bénéficiaires manque de précision (tous les enfants de quartier en profitent, pas uniquement les plus vulnérables). De plus, l'approche « projet vertical du PNC », en parallèle du système de santé, soulève des questions de pérennité. Néanmoins, le PNC aura démontré qu'une stratégie de nutrition communautaire pouvait fonctionner au Sénégal, inspirant la suite.

Encadré 10 : Le Projet Nutrition Communautaire (PNC) du Sénégal : Une approche innovante de lutte contre la malnutrition (1995–2010)

a) Contexte et genèse du projet

Dans les années 1990, le Sénégal fait face à une persistance de la malnutrition infantile, malgré les efforts institutionnels. Les taux de retard de croissance et d'insuffisance pondérale demeurent préoccupants, en particulier dans les zones urbaines pauvres et les régions rurales reculées. Dans ce contexte, le gouvernement sénégalais, avec l'appui de la Banque mondiale, initie un projet novateur : le Projet Nutrition Communautaire (PNC).

Lancé en 1995 sous la tutelle du Ministère du Développement social, mais confié à l'AGETIP (Agence d'exécution des travaux d'intérêt public contre le sous-emploi), ce projet visait à démontrer qu'une intervention communautaire décentralisée, à faible coût, pouvait efficacement améliorer l'état nutritionnel des enfants de moins de cinq ans.

Inspiré d'expériences réussies en Asie et en Amérique latine, le PNC s'est fondé sur un double pari : mobiliser les ***communautés de base*** *comme actrices principales de la prévention nutritionnelle, et s'appuyer sur une* ***gestion contractuelle et rigoureuse*** *assurée par une structure autonome, l'AGETIP. Son modèle contractuel avec l'AGETIP préfigurera les partenariats public-privé qui structureront le PRN des années 2000*

suite 1

b) *Mise en œuvre et résultats obtenus*

Le PNC a été mis en œuvre en deux phases :

- *Phase pilote (1995–2000) dans des quartiers urbains précaires de Dakar et Thiès.*
- *Extension nationale (2001–2010) avec une couverture élargie à 14 régions.*

Le projet s'articulait autour de centres de récupération nutritionnelle (CRN) communautaires, installés dans les quartiers ou villages, souvent dans des cases de santé ou des bâtiments fournis par les collectivités locales. Ces CRN

offraient :

Des séances de pesée mensuelle des enfants de 0 à 59 mois.

- *Des sessions de démonstration culinaire et d'éducation nutritionnelle pour les mères.*
- *Un appui alimentaire pour les cas de malnutrition modérée.*

Des visites à domicile pour le suivi personnalisé.

Les relais communautaires, femmes bénévoles formées à la nutrition de base, jouaient un rôle central dans la sensibilisation et le suivi. Un système d'information communautaire (SIC) simple permettait de suivre les indicateurs nutritionnels localement.

suite 2

c) *Les résultats ont été significatifs :*

- *Une réduction de la prévalence de la malnutrition modérée dans les zones couvertes (baisse moyenne de 30 % en 5 ans).*
- *Une meilleure couverture des services de promotion de la nutrition.*
- *Un taux de participation maternelle élevé, avec plus de 80 % des enfants pesés chaque mois dans les sites actifs.*
- *Un renforcement du leadership féminin communautaire et de la solidarité sociale.*

d) *Innovations majeures et héritage du PNC*

Le Projet Nutrition Communautaire a marqué un tournant dans l'histoire de la nutrition au Sénégal. Il a introduit plusieurs innovations :

- *Une approche contractuelle de la nutrition, déléguant l'exécution à une agence d'ingénierie sociale (AGETIP), avec obligation de résultats.*
- *Une valorisation des initiatives communautaires, avec financement des microprojets locaux en appui aux CRN.*

Un modèle de gestion axé sur la performance, combinant planification locale, outils de suivi simples et audits externes.

suite 3

À la fin de sa mise en œuvre en 2000, l'évaluation était mitigée.

Pour certains le PNC était perçu comme une innovation dans la stratégie de lutte contre la malnutrition au Sénégal, notamment le volet de contractualisation avec les ONGs et le secteur privé communautaire (Agences d'Exécution Communautaires).

Pour d'autres de grandes faiblesses sont ressorties : (i) cout élevé du projet, (ii) faible efficacité du projet, (iii) très grande faiblesse du niveau de supervision, (iv) non–exécution du volet de sécurité alimentaire du projet et (v) stratégie essentiellement fondée sur la distribution d'aliments considérés comme un appât et rappelant les tares du PPNS.

Par ailleurs, malgré sa participation à la Commission Nationale de Lutte contre la Malnutrition – domiciliée à la Présidence de la République – et la signature d'une lettre d'exécution technique avec le PNC, le Ministère de la Santé resta marginalisé dans la gestion et le fonctionnement opérationnel du projet.

Au total, l'enquête nationale MICS 2 (2000) montre l'absence d'impact du PNC sur la nutrition globale au Sénégal. Cette inefficacité était prévisible : les objectifs du projet étaient trop réducteurs, et sa dimension politique – centrée sur la création d'emplois pour les jeunes – l'a emporté sur les enjeux nutritionnels suite et fin

Le Projet Nutrition Communautaire a été plus qu'un programme d'intervention. Il a représenté un laboratoire de gouvernance locale de la nutrition et a permis de tester, valider et institutionnaliser des mécanismes communautaires efficaces. Son héritage structurel continue d'influencer les stratégies nationales et régionales, et constitue une étape majeure dans l'histoire des politiques nutritionnelles du Sénégal.

Au début des années 2000 le projet a évolué vers une approche multisectorielle avec la mise en œuvre du Programme de Renforcement de la Nutrition (PRN), dont le modèle s'inspire directement du PNC. Ce dernier a également servi de base à la création de la CLM (Cellule de lutte contre la malnutrition), désormais chef de file de la politique nutritionnelle au Sénégal.

e) Témoignage – Une animatrice du PNC à Pikine

« Quand je suis arrivée dans le quartier de Thiaroye en 1996 comme animatrice du PNC, les mères me prenaient un peu pour une commerciale venue vendre du lait en poudre ! Je leur ai expliqué que j'étais là pour suivre la croissance de leurs enfants et les aider à les nourrir avec les moyens du bord. Petit à petit, la confiance s'est établie. Nous avons formé un club des mères, qui se réunissait chaque semaine. On a appris ensemble à faire du "Nébéday" (bouillie enrichie avec du moringa et de l'arachide), on a parlé de l'allaitement exclusif – beaucoup pensaient que leur lait n'était "pas suffisant" et voulaient donner du lakh trop tôt. À la fin du projet, on voyait clairement la différence : les enfants malnutris du quartier, on les connaissait tous par leur prénom, on allait les visiter chez eux. Je suis fière d'avoir participé à ça, car plusieurs enfants ont échappé à la mort grâce à ce qu'on faisait. » H.

Diop, 24 ans, animatrice communautaire du PNC à Pikine (extrait d'un entretien, 1999)

1.2 Priorités nationales et plans d'action nutrition (1995-2000)

En parallèle du PNC, le Sénégal des années 90 s'aligne sur plusieurs initiatives internationales majeures en nutrition (3) :

• En 1992 s'est tenue la Première Conférence Internationale sur la Nutrition

(CIN) à Rome. Dans son prolongement, le Sénégal élabore en 1997 un Plan National d'Action pour la Nutrition (PNAN), visant à concrétiser les recommandations de la CIN. Ce plan, bien que peu doté financièrement, sert de feuille de route en identifiant 12 domaines d'intervention prioritaires (réduction des carences en micronutriments, amélioration de la nutrition des adolescents, etc.).

• La lutte contre les carences en micronutriments connaît un essor. Dès 1994, le Sénégal adopte une Stratégie Nationale d'Iodation Universelle du Sel, rendant obligatoire l'enrichissement en iode de tout le sel alimentaire produit ou vendu au Sénégal. Un projet d'iodation du sel est mis en place pour accompagner les producteurs artisanaux (notamment à Kaolack et Fatick) dans l'ajout de l'iodate de potassium. En parallèle, d'autres programmes de supplémentation se développent : distribution de capsules de vitamine A aux enfants de 6-59 mois pendant les Journées Nationales de Vaccination (JNV) initiées en 1999, supplémentation en fer et acide folique pour les femmes enceintes et des jeunes enfants en vitamine A à grande échelle.

• En 1995, le Sénégal accueille la Conférence internationale de Dakar sur la Survie de l'Enfant (parrainée par l'UNICEF), qui met en avant l'intégration de la nutrition dans les stratégies de survie de l'enfant. Cet événement renforce la visibilité politique de la nutrition et engage le gouvernement dans la campagne globale « Objectif santé pour tous en l'an 2000 » de l'OMS, incluant la réduction de la malnutrition.

Cet élan politique s'est immédiatement matérialisé par la mise en place de plusieurs initiatives concrètes :

- Nutrition Appliquée :

o Surveillance nutritionnelle et pondérale (SNP) au niveau des structures de santé et au niveau des cases de santé ;

o Réhabilitation nutritionnelle des enfants malnutris au niveau des unités de réhydratation orale-centre de récupération et d'éducation nutritionnelle (URO-CRENs) implantés au niveau des centres de santé avec un équipement adéquat et une dotation initiale en intrants alimentaires ;

o Education nutritionnelle : Élaboration et mise en œuvre d'un Plan Intégré de Communication (PIC) ;

o *Expérience de Dioffior* (1993) : Conduite dans le département de Fatick pendant 11 mois elle reposait sur la capacitation des groupements féminins en nutrition communautaire pour assurer la SNP des jeunes enfants et délivrer des conseils alimentaires aux mères ;

o *Expérience de Koungheul et Sokone* (1997) : ce fut une approche novatrice de dispensiation du Paquet Minimum de Nutrition intégrant la lutte contre les carences en micronutriments par les Agents Relais Communautaires (ARCs) dans les districts de santé de Sokone et Koungheul avec BASICS ;

o *Introduction de la PCIME* comme stratégie de lutte contre la mortalité infanto juvénile en 1996 avec l'élaboration d'une carte conseils pour l'alimentation de l'enfant sain et de l'enfant malade de 0 à 5 ans sur la base de travaux sur les Essais de Pratiques

Alimentaires Améliorées (EPAA) ;

o *Développement d'une intervention pilote de santé péri néonatale* à Kébémer intégrant l'alimentation de la femme enceinte et la promotion de l'allaitement maternel, notamment la mise au sein précoce ;

o *Campagnes de supplémentation en vitamine A :* Sur la base du taux de mortalité infanto juvénile nettement supérieur à 70 %0 (seuil recommandé par l'OMS et des données d'enquêtes parcellaires localisées notamment celles de Wordl Vision à Vélingara et Kébémer), les campagnes biannuelles de supplémentation en vitamine A couplées à la vaccination orale contre la poliomyélite ont été lancées ;

o *Plan National d'Action pour la Nutrition :* élaboré en 1997 par les Ministères de la Santé et du Développement Rural et l'ITA et prenant en compte toutes les stratégies retenues par la première Conférence internationale de la nutrition (CIN 1), il n'a jamais été adopté par les Autorités compétentes ;

o *La naissance du PAIN = Paquet d'Activités Intégrées de Nutrition* (1998) qui vise à réduire la morbidité et la mortalité maternelles et infanto juvéniles à travers la mise en œuvre de sept interventions nutritionnelles tirées des différentes expériences menées au Sénégal et des actions essentielles en nutrition : (i) promotion de l'allaitement maternel pendant les six premiers mois, (ii) la promotion d'une alimentation complémentaire à partir de six mois en plus de l'allaitement continu jusqu'à 24 mois, (iii) la prévention de la carence en vitamine A, (iv)la lutte contre la carence en fer chez les femmes enceintes, (v) la promotion d'une alimentation appropriée chez l'enfant pendant et après la maladie, (vi) la promotion de la consommation de sel iodé et (vii) la surveillance de la croissance des enfants de 0 à 36 mois.

Cette ère des urgences nutritionnelles couplée à de nouvelles approches initiées par le Ministère de la Santé a ouvert la voie à une ère de globalisation des politiques de nutrition marquée par le passage d'une approche « projet » vers une approche « programme ».

Toutes ces initiatives portent leurs fruits vers la fin de la décennie. La deuxième Enquête Démographique et de Santé (EDS 1997) montre une légère baisse de la malnutrition chronique par rapport à 1992 : environ 29 % des enfants de moins de 5 ans présentent un retard de croissance en 1997, contre 34 % en 1992. Cette tendance, bien que modeste, indique que le pays s'oriente dans la bonne direction. On observe aussi une baisse notable de la malnutrition aiguë grâce à de meilleures réponses aux crises (pas de famine majeure sur 1995-2000 malgré quelques sécheresses ponctuelles, grâce aux filets de sécurité mis en place).

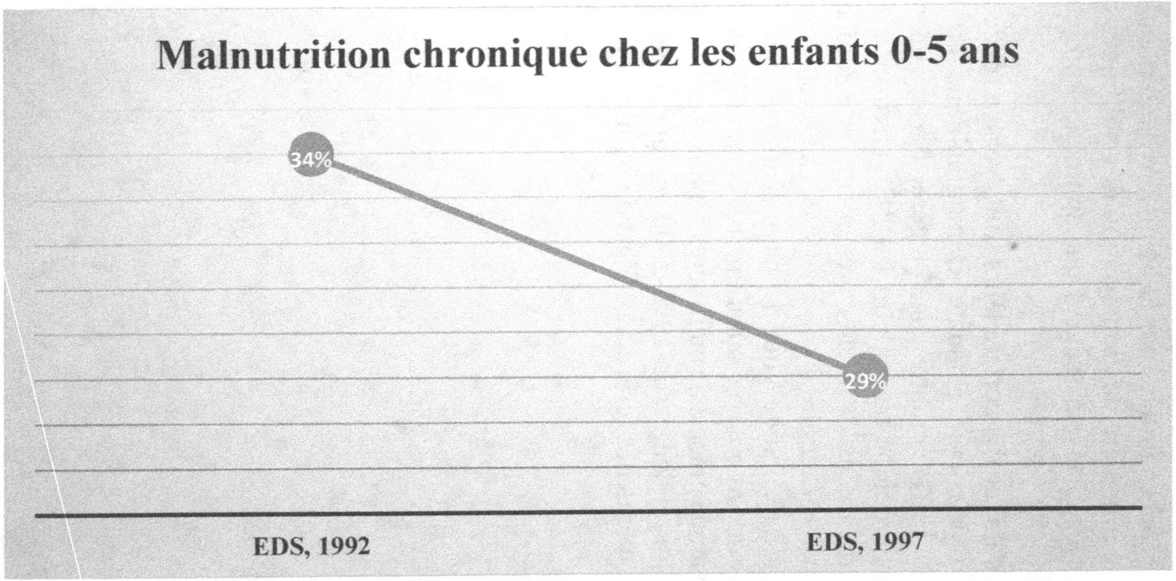

Graphique 1 : Évolution des taux de malnutrition chronique chez les enfants de moins de 5 ans passant d'environ 34 % en 1992 à 29 % 1997.

En conclusion, les années 1990 ont été une décennie de renouveau et d'innovation pour la nutrition au Sénégal. Malgré des chocs économiques redoutables, le pays a expérimenté de nouvelles approches (nutrition communautaire via le PNC), renforcé l'intégration de la nutrition dans la santé de base (PSMI/PF) et jeté les bases d'une coordination multi-partenariale autour de cibles claires (carences en iode, en vitamine A, etc.). Cette dialectique entre gestion de crise et planification stratégique a façonné les fondements d'une réponse nutritionnelle plus cohérente, préparant ainsi le terrain pour l'ère du Programme de Renforcement de la Nutrition (PRN) des années 2000, qui viendra consolider les acquis et institutionnaliser durablement la lutte contre la malnutrition.

RÉFÉRENCES BIBLIOGRAPHIQUES

1. Banque Mondiale (1995). *Staff Appraisal Report – Community Nutrition Project (Senegal)*. Washington, DC.

2. AGETIP (1999). *Rapport d'achèvement du Projet de Nutrition Communautaire*. Dakar : AGETIP/Ministère de l'Économie.

3. SALL M. G . (1996). *Paysages politiques de la nutrition au Sénégal. Banque Mondiale*

4. République du Sénégal (1997). *Plan National d'Action pour la Nutrition*. Ministère de la Santé, Dakar.

5. Enquête Démographique et de Santé (EDS) 1997, Sénégal – *Rapport de synthèse*. Ministère de la Santé/ANSD, Dakar.

CHAPITRE 6

L'ÈRE DU PROGRAMME DE RENFORCEMENT DE LA NUTRITION (ANNÉES 2000) REFORME INSTITUTIONNELLE : CRÉATION DE LA CELLULE DE LUTTE CONTRE LA MALNUTRITION (CLM)/ÈRE DE LA GLOBALISATION (2000 A NOS JOURS)

1. Du passage de l'approche « projet » à l'approche « programme » vers l'institutionnalisation de la nutrition dans tous les secteurs

L'année 2000 constitue un tournant décisif avec la première alternance et une réorientation des politiques publiques à travers l'élaboration du Document Stratégique de Réduction de la Pauvreté (DSRP), cadre de référence de toutes les politiques sectorielles. Le secteur de la nutrition a connu une véritable revisite avec la création de la Cellule de Lutte contre la Malnutrition (CLM) et la mise en place d'un Bureau Exécutif National, Responsable de la mise en œuvre du nouveau Programme de Renforcement de la Nutrition (PRN).

L'avènement d'un nouveau régime en 2012 voit le Sénégal s'engager dans un modèle de développement à travers une stratégie qui vise l'émergence dans la solidarité en 2035 dénommée Plan Sénégal Emergent (PSE). Celui-ci constitue dès lors le référentiel de la politique économique et sociale et met l'accent sur la création de richesses et d'emplois, le renforcement de la gouvernance, le développement des secteurs stratégiques ayant des impacts sur l'amélioration du bien-être des populations, particulièrement par la protection des groupes vulnérables et la garantie de l'accès aux services essentiels, dont une alimentation nutritive, saine, suffisante et équilibrée. Dédié au Capital Humain, l'axe 2 du PSE cible prioritairement la sécurité alimentaire et nutritionnelle (surtout rurale), la lutte contre la malnutrition des femmes et des enfants, le relèvement de l'instruction et de l'information des femmes, et l'amélioration du pouvoir d'achat. Ces leviers clés visent à doter le pays de ressources humaines compétentes, condition sine qua non d'une productivité optimale pour l'émergence et le développement.

Ce double virage au cours des quinze dernières années a été notamment marqué par :

□ **La création de la CLM** : par décret présidentiel en 2002 sur la base de la nouvelle orientation de la politique de nutrition qui passe d'une approche « projet » vers une approche « programme », avec pour mission de définir la politique nationale de nutrition fondée sur une vision où « *chaque individu a un statut nutritionnel satisfaisant et adopte un comportement adéquat pour son bien-être et pour le développement de la communauté* » et comme objectifs (i) d'améliorer la croissance des enfants âgés de moins de cinq ans (avec une focalisation sur les moins de deux ans vivant dans les zones urbaines et rurales pauvres) et (ii) de renforcer les capacités institutionnelles et organisationnelles du pays pour mettre en œuvre et évaluer les interventions en nutrition.

Elle met en œuvre le PRN sous la houlette du Bureau Exécutif National (BEN) articulé en trois phases : phase 1 de 2002 à 2005 pour tester des stratégies d'interventions nutritionnelles au niveau communautaire (PCIME

Communautaire) ; phase 2 de 2005 à 2010 pour étendre les interventions de nutrition et de PCIME-C dans les autres régions notamment en zone rurale et phase 3 de 2010 à 2012 pour assurer l'intégration de la politique de nutrition dans les programmes sectoriels et les programmes nationaux, et améliorer de façon pérenne le statut nutritionnel des groupes vulnérables.

La CLM a ainsi élaboré la première Lettre de Développement de la Nutrition en 2001 (Décret 2001-770 du 5 octobre 2001) révisée en 2005 qui lui donne comme mission la définition et la mise en œuvre de la politique nationale en matière de nutrition et l'élaboration des stratégies appropriées pour l'exécution des programmes nationaux de nutrition et le suivi de leur bonne exécution avec neuf axes (i) renforcement de l'approche communautaire dans les programmes de nutrition intégrant le Paquet d'Activités Intégrées de Nutrition (PAIN) et la Prise en charge Intégrée des Maladies de l'Enfant (PCIME), (ii) renforcement de la sécurité alimentaire par l'amélioration de la production agricole, la recherche agroalimentaire et la distribution des aliments, (iii) amélioration des conditions d'approvisionnement en eau potable et d'assainissement du cadre de vie des ménages, (iv) réorganisation et renforcement des cadres institutionnels de pilotage et de gestion des programmes de nutrition, (v) renforcement du partenariat avec les collectivités locales et les ONG, les associations, les agences d'exécution, le secteur privé dans la mise en œuvre des programmes de lutte contre la malnutrition, (vi) amélioration des systèmes de collecte, d'analyse de diffusion des données sur l'alimentation, la nutrition et la promotion des études et de la recherche,(vii)renforcement des capacités des ressources humaines aux niveau national et communautaire,(viii) renforcement des programmes d'Information-Education-Communication

(IEC)/communication pour le changement de comportements (CCC)/mobilisation sociale, (ix) développement d'activités génératrices de revenus.

Elle regroupe des représentants de divers ministères sectoriels, des ONGs, des Collectivités locales (Maires).

Ce document d'orientation nationale – le premier du genre – définit clairement les objectifs à long terme (2001-2010) pour l'amélioration de la nutrition. La LPDN (Première Lettre de Politique Développement de la Nutrition) affirme une vision : « Faire de la nutrition un facteur de développement humain durable ». C'est le socle sur lequel les programmes des années 2000 vont s'appuyer.

Le PRN a bâti sa politique interventionnelle autour de trois piliers fondamentaux :

Premièrement, le faire-faire a été privilégié à travers la contractualisation avec les

Organisations Non Gouvernementales (ONG) et les Organisations Communautaires de Base (OCB). Ces partenaires ont été sélectionnés selon une procédure rigoureuse, menée par des consultants indépendants, sur la base de leurs capacités organisationnelles et de gestion. Cette sélection a fait suite à un appel d'offres public. Les contrats conclus étaient adossés à une obligation de résultats, avec un financement de projets assorti d'un renforcement des capacités des agences d'exécution communautaires (AEC). Des formations ont été dispensées dans plusieurs domaines clés : la PCIME communautaire (PCIME-C), le suivi évaluation des projets, la gestion administrative et financière, la passation des marchés, ainsi que les missions d'appui technique.

Deuxièmement, le PRN a mis en place un système de suivi performant, garantissant une disponibilité de l'information à tous les niveaux. Ce système a également permis de renforcer les mécanismes de supervision, contribuant ainsi à une amélioration continue et durable de la qualité des services offerts.

Troisièmement, un partenariat solide a été établi avec le Ministère de la Santé et les collectivités locales. Ce partenariat s'est traduit par une définition claire des rôles et responsabilités, incluant l'élaboration de manuels de formation, la définition des normes et protocoles en nutrition, l'appui à la supervision des acteurs communautaires, ainsi que l'intégration de la nutrition dans les Plans Locaux de Développement.

Les deux stratégies phares sont le paquet d'activités intégrées de nutrition (PAIN) avec un virage important du suivi promotion de la croissance focalisée sur la tranche d'âge 0 à 2 ans et la PCIME-Communautaire (promotion de comportements inscrits dans la stratégie de prise en charge intégrée des maladies de l'enfant au niveau communautaire)

L'implication des AEC s'est matérialisée par le testing de différentes approches basées sur les valeurs culturelles et sociales de leurs zones telles que le cercle de solidarité des femmes enceintes pour une gestion optimalisée de la grossesse avec une alimentation appropriée de la femme enceinte, la supplémentation en fer – acide folique (FAF), le déparasitage, la vaccination… et la prévention du petit poids de naissance ; la stratégie grand-mères pour la promotion de l'allaitement maternel exclusif (AME) et les bonnes pratiques de sevrage ; les « ndèye dické » ou marraines pour le suivi sanitaire et nutritionnel des enfants ; la stratégie « dahiras » avec le soutien des leaders religieux pour la communication pour le changement de comportements et l'adoption des comportements clés souhaités pour un bon état nutritionnel et de santé ; la stratégie « sakhoum njabott » ou greniers communautaires pour la sécurité alimentaire et nutritionnelle.

2. Le partenariat fécond avec le Ministère de la Santé se manifeste à travers (6)

✓ Le Plan National de Développement Sanitaire et Social (2009-2018) qui met en exergue la protection de la mère et de l'enfant sur la base de paquets d'interventions à base communautaire, comme la PCIME et la prise en charge précoce des maladies infectieuses par des ASC, qui sont des éléments essentiels de lutte contre la malnutrition.

✓ La politique d'alimentation et de nutrition du jeune enfant avec la stratégie Alimentation du Nourrisson et du Jeune Enfant (ANJE) finalisée en 2014 fondée sur le respect, la protection, l'encouragement et la réalisation des principes fondamentaux des droits humains, conformément à la Charte africaine des droits et du bien-être (Addis 1990) et à la Convention relative aux droits de l'enfant ratifiée en novembre 1990, mais aussi prenant en compte la Déclaration d'Innocenti de 1990 sur l'allaitement maternel et la stratégie mondiale pour l'alimentation du nourrisson et du jeune enfant de 2002. Elle s'est adossée au Code de commercialisation des substituts du lait maternel OMS – UNICEF matérialisé par l'arrêté interministériel (Commerce et Santé) n°94/005969 du 25 juillet 1994 fixant les conditions de commercialisation des substituts du lait maternel.

✓ Le Programme National de Survie de l'Enfant (2010 à 2015) : véritable « plan de guerre » et de remobilisation technique et politique pour l'accélération de l'atteinte des Objectifs du Millénaire pour le Développement avec un volet important sur la nutrition des groupes vulnérables (enfants, FEFA : femmes enceintes et femmes allaitantes) en soutenant davantage la promotion de l'allaitement maternel exclusif (AME) et de l'alimentation complémentaire, la supplémentation en micronutriments, la consommation de sel iodé par les ménages, la supplémentation en vitamine A des enfants, la prévention du paludisme, la vaccination, la prise en charge de la diarrhée avec le SRO-zinc et toutes les stratégies de prévention de la diarrhée…

✓ Les normes et protocoles en nutrition (2001) : qui édictent les critères de qualité des services offerts

✓ Le protocole Prise En Charge de la Malnutrition Aigüe (2013) :

Dans le cadre de l'amélioration de l'état nutritionnel des enfants, des FEFA, objectif fixé dans le Document de Politique Economique et Sociale (2011-2015) et du PNDS (2009–2018) et de l'adhésion au mouvement Scaling Up Nutrition (SUN), grâce au renforcement des capacités des acteurs de santé pour une prise en charge adéquate des cas sur la base d'un protocole harmonisé pour la prise en charge de la malnutrition aigüe sévère et intégrant les nouvelles directives de l'OMS, notamment l'approche communautaire qui intègre à la fois le dépistage actif et la prise en charge des cas de malnutrition aigüe modérée

✓ La stratégie de prise en charge intégrée des maladies de l'enfant au niveau communautaire (PCIME-C), introduite en 2002 mise en œuvre avec l'appui des ONGs (Child Fund, Africare, Wordl Vision, HKI, Plan Sénégal…) et les Organisations Communautaires de Base (OCBs : Groupements féminins, Mouvements de jeunes…) pour la promotion des comportements clés pour la croissance et le développement des jeunes enfants

✓ Le Paquet Intégré de Services Essentiels de Nutrition pour les PVVIH (PISEN, 2005) : afin d'améliorer le pronostic des personnes vivant avec le virus de l'immunodéficience humaine (PVVIH) en leur assurant une alimentation adéquate qui renforce leur système immunitaire et leur bien-être.

- ✓ Le Programme de Prévention de la Transmission Mère-Enfant par le VIH : chez la mère séropositive, le nourrisson doit être sous allaitement protégé jusqu'à l'âge d'un an et éviter la transmission mère-enfant (TME) du VIH qui affecte l'état nutritionnel

- ✓ Le Profiles Sénégal (Mars 2002) *Profiles* est un processus d'analyse des politiques nutritionnelles à partir de données épidémiologiques nationales et internationales. Ce processus utilise des modèles informatiques pour projeter les conséquences fonctionnelles d'une mauvaise nutrition sur la survie, la santé, le développement intellectuel et la productivité. Ces conséquences sont calculées sur les dix prochaines années (2002-2012) pour les secteurs de la santé, de l'éducation et de l'économie en partant des données sur le retard de croissance, la carence en iode, la carence en fer, la carence en vitamine A. C'est un outil de plaidoyer pour investir dans la nutrition en montrant comment des interventions appropriées peuvent générer des bénéfices considérables en termes de vies sauvées, de santé, d'éducation et de productivité et de gains économiques.

- ✓ L'organisation des Journées Nationales de supplémentation en micronutriments et des Journées de survie de l'enfant

- ✓ L'élaboration d'un Guide de surveillance nutritionnelle (2014)

- ✓ La stratégie Communication pour la promotion de l'AME (2015) comme ligne d'action prioritaire du PNDS 2 (2009–2018), véritable défi qui interpelle le MSAS, la société civile, le secteur privé et l'ensemble des partenaires : ADEMAS, UNICEF, CLM, HKI, CHILD FUND…) et la création des conditions de mutualisation des efforts pour un impact significatif sur les indicateurs de nutrition santé

✓ Le projet Zinc Alliance for Child Health (ZACH) lancé le 15 mai 2012, œuvre pour le passage à l'échelle de la prise en charge de la diarrhée de l'enfant avec le SRO à faible osmolarité et le Zinc dans le cadre d'un partenariat Ministère de la Santé, avec l'ONG MI et une institution universitaire (IPDSR) sur financement public privé (coopération canadienne et industrie minière canadienne)

✓ Le Projet USAID Yaajeende : qui encourage le développement de l'agriculture (élevage de petits ruminants, jardins d'arrière-cour, aviculture ; pisciculture) pour une alimentation diversifiée afin d'améliorer la survie de l'enfant et la nutrition au niveau communautaire en mettant l'accent sur les quatre piliers de la sécurité alimentaire : disponibilité-accès-utilisation et gestion des ressources alimentaires

✓ Divers autres programmes de santé de l'USAID intègrent la dimension de lutte contre la malnutrition comme le programme de renforcement des prestations de service (INTRAHEALTH), le programme de santé communautaire (CHILD FUND), le programme de communication et de promotion de la santé

(ADEMAS)

La CLM a également conduit d'autres projets et programmes :

✓ Programme de Renforcement de la Fortification des Aliments : mis en œuvre avec l'appui de GAIN et de HKI pour assurer une fortification de l'huile (en vitamine A) et de la farine boulangère (en Fer Acide Folique) en vue de réduire significativement les carences en micronutriments au sein de la population, spécifiquement les enfants et les Femmes Enceintes Femmes Allaitantes (FEFA) ; et matérialisé avec l'adoption du décret rendant obligatoire la fortification de l'huile et de la farine boulangère (décret 2009- 872 du 10 septembre 2009).

□ Programme NETS : Nutrition- Education- Traitement et Soins (2009) : suite à l'inflation globale des prix à la consommation en 2009 secondaire à la flambée des prix du carburant et des produits alimentaires, ce programme a été initié par le Gouvernement du Sénégal afin d'appuyer l'extension et l'intensification des interventions du PRN, d'opérer des transferts de fonds sociaux ciblés sur l'enfant et de fournir un instrument opérationnel et reproductible qui peut effectivement atténuer les effets nuisibles des chocs sur les populations vulnérables (mères d'enfants de 0 à 5 ans). Ce programme était fortement appuyé par l'Association des Élus locaux et la Société Civile à côté des Ministères techniques.

✓ Projet Nutrition Enfant et Sécurité Alimentaire (NESA) (2009-2011) : suite aux sécheresses successives de 2006 et 2007, sur financement de la Banque Mondiale, la Coopération espagnole avec le support du Système des Nations Unies (PAM,FAO,OMS,UNICEF,,UNESCO), l'ITA, les conseils ruraux et la Direction de l'Alphabétisation a appuyé ce projet pour la prévention et la prise en charge de la malnutrition chez les enfants dans les zones hautement vulnérables afin de contribuer à l'atteinte des OMD et de réduire l'extrême pauvreté et la faim à travers la politique nationale de nutrition qui vise l'amélioration du statut nutritionnel des groupes vulnérables dans la région de Sédhiou.

✓ Projet Iodation du Sel : En vue de relancer le programme d'iodation du sel, le gouvernement, à travers la Cellule de lutte contre la Malnutrition (CLM) a mis en place le projet « accélérer les efforts pour l'iodation universelle du sel » avec l'appui de MI, UNICEF, PAM et GAIN afin d'atteindre l'objectif d'élimination durable des troubles liés aux carences en iode, avec comme stratégie de base l'iodation universelle du sel destiné à la consommation humaine et animale.

La CLM a favorisé une implication accrue des secteurs non sanitaires dans la mise en œuvre d'interventions sensibles à la nutrition, conformément à l'approche multisectorielle adoptée par le pays.

3. Élargissement de la multisectorialité

La plus forte implication des autres secteurs avec des interventions sensibles à la nutrition :

- Agriculture (Politique et programmes de sécurité alimentaire) : Conscient de l'importance de l'agriculture dans l'atteinte de la sécurité alimentaire et nutritionnelle, le Sénégal a pris l'option de la considérer comme le principal levier de son développement économique et social. Cette option s'est traduite par les actions et les engagements pris par le gouvernement dans ses différents documents d'orientation stratégique, à savoir la Loi d'Orientation Agro-sylvo-pastorale (LOASP), la stratégie de croissance accélérée (SCA), la Lettre de Politique Sectorielle sur la Nutrition (LPSN) et la Stratégie Nationale de Développement Economique et Sociale (SNDES-2013-2017). Pour rendre opérationnel ses engagements, et en conformité avec les options souscrites dans le cadre du Programme Détaillé pour le Développement de l'Agriculture Africaine (PDDAA) et de la Politique Agricole Commune de la CEDEAO (ECOWAP), le Sénégal a élaboré son Programme National d'Investissement Agricole (PNIA) qui couvre la période 2009-2020 avec l'avènement des domaines agricoles communautaires (DAC) et des fermes « nataangué » prenant compte l'élevage, l'aviculture et l'aquaculture, et la création d'un conseil national de sécurité alimentaire en vue d'assurer la couverture optimale des besoins alimentaires particulièrement l'autosuffisance en riz.

Education (Nutrition et Santé à l'école) : le programme Décennal de l'Education et de la Formation (PDEF 2001-2011) puis le PAQUET (Programme d'amélioration de la qualité de l'enseignement, de l'équité et de la transparence depuis 2012) représente le cadre d'opérationnalisation de la vision du Ministère de l'Education en Santé et Nutrition. C'est ainsi que dans le cadre du PDEF, une sous-composante « Santé et Nutrition à l'École » a été créée dans la composante « Qualité » avec comme objectif général de contribuer à l'amélioration des enseignements-apprentissages. En effet, la politique « Education de Qualité pour Tous » vise à développer l'accès à une éducation de base de qualité à tous les enfants en âge scolaire au Sénégal. Ainsi, les enfants les plus pauvres et les plus défavorisés, particulièrement les filles, les enfants à besoins éducatifs spéciaux auront la possibilité d'aller à l'école. Le programme de Santé et Nutrition à l'École vise prioritairement l'amélioration des conditions des enseignements-apprentissages des élèves en veillant à leur état de santé et de nutrition. Les plus hautes autorités politiques du pays ont fait de la promotion de la prévention une priorité parmi tant d'autres. Si l'on tient compte du contexte de la pauvreté, elle constitue une réponse pertinente. Pour ce faire différentes stratégies sont développées notamment l'éducation pour la santé, la promotion de bonnes pratiques, l'hygiène individuelle et collective, les questions environnementales, l'hygiène alimentaire, la promotion de la participation et de la solidarité communautaire.

- Développement Intégré de la Petite Enfance : avec l'avènement de la Case des Tout-Petits en 2000 afin d'impulser de manière décisive le développement de la petite enfance : « *l'État a choisi d'investir sur le capital enfant en vue d'en assurer une relève de qualité. Le développement de la petite enfance au Sénégal n'est point une action d'ordre social mais une action macro-économique qui se place au cœur du développement à travers la valorisation des ressources humaines*». Cette option du nouveau régime place la petite enfance au nombre des priorités de la politique éducative ; le Sénégal amorce un virage important dans la conceptualisation des politiques et l'implantation des structures et des services éducatifs destinés à l'éducation et à la protection de la petite enfance y compris l'amélioration de son état nutritionnel.

- Eau, Hygiène et Assainissement : Programme Eau Potable et Assainissement du Millénaire (PEPAM) : Le PEPAM est le cadre unifié des interventions mis en place par le Gouvernement du Sénégal pour la réalisation en 2015 des Objectifs du Millénaire pour le Développement dans le secteur de l'eau potable et de l'assainissement en milieu urbain et en milieu rural.

- Recherche et Formation en nutrition : La formation d'une masse critique de ressources humaines qualifiées en nutrition est prise en compte depuis les années 1970. À la Faculté de Médecine de Dakar, un module de nutrition africaine a été intégré au cursus pour fournir aux futurs médecins les fondamentaux ainsi que les spécificités locales et régionales des problèmes nutritionnels. Ce module aborde également les politiques et stratégies mises en œuvre dans le domaine. Depuis 1997, le Laboratoire de Nutrition de la Faculté des Sciences et Techniques (FST) joue un rôle central dans la formation avancée. Il a mis en place successivement un DEA, puis un Master et un Doctorat en nutrition, contribuant ainsi à la professionnalisation du secteur. Sur le plan de la recherche, plusieurs institutions ont contribué à une meilleure compréhension des enjeux nutritionnels au Sénégal. Il s'agit notamment de l'ORANA, de l'ITA, de la Faculté de Médecine de Dakar et du Laboratoire de Nutrition de la FST. Leurs travaux ont permis de mieux cerner le profil épidémiologique des pathologies nutritionnelles, de documenter la composition nutritionnelle des aliments locaux, et de faire progresser les connaissances en nutrition maternelle et infantile. Des avancées notables ont été enregistrées, comme les essais thérapeutiques réussis sur la prise en charge de la malnutrition aiguë sévère chez l'enfant à partir de produits locaux. Ces recherches ont également permis l'identification de marqueurs biologiques de la malnutrition, aujourd'hui reconnus à l'échelle mondiale, tels que la préalbumine et l'Apo lipoprotéine A1.

- Par ailleurs, de nombreuses formations de courte durée ont été organisées pour renforcer les capacités des différents acteurs. On peut citer le cours résidentiel de management de la MAS, en collaboration avec la Faculté des Sciences et Techniques de l'Université de Dakar, ainsi que le cours régional sur la gestion des programmes de lutte contre les carences en micronutriments, en partenariat avec l'Institut de Population, Développement et Santé de la Reproduction.

- L'Industrie avec la politique fortification de l'huile (vitamine A) et de la farine (en FAF), l'Artisanat avec l'accompagnement des GIE de petits producteurs pour l'iodation obligatoire du sel et le Commerce avec la réglementation de la commercialisation des substituts du lait maternel jouent un rôle favorable pour l'amélioration de l'état nutritionnel des groupes les plus vulnérables et de la population générale.

- Politique de Protection Sociale (Programme national de bourses de sécurité familiale 2013) : ce programme entre dans le cadre de la vision du Chef de l'État dans le domaine de la protection sociale. Elle est fondée sur la reconstruction des solidarités et une redistribution des ressources basée sur l'équité, la justice sociale à travers des formes d'aides sociales utiles et pouvant atténuer les risques et chocs de la pauvreté sur les couches les plus vulnérables. Son objectif est de contribuer à la lutte contre la vulnérabilité et l'exclusion des familles en vue de favoriser leur accès aux transferts sociaux et de renforcer leurs capacités éducatives, productives et techniques.

- La création du Comité Sénégalais pour la Fortification des Aliments en Micronutriments (COSFAM) : afin de lutter contre la carence en micronutriments, le gouvernement sénégalais a créé en 2006 le Comité Sénégalais pour la fortification des aliments en micronutriments (COSFAM) et a rendu la fortification des aliments (huile et farine) obligatoire en 2009 avec l'appui de GAIN. Une évaluation réalisée en 2014 et se basant sur une méthodologie développée par GAIN (Food Fortification Assessment Coverage Tool - FACT) a confirmé que la fortification alimentaire à large échelle est susceptible de réduire les carences en micronutriments, y compris les carences en fer, en acide folique et en vitamine A.

- L'adhésion au mouvement Scaling Up Nutrition (SUN) en 2011 : afin de booster la création de plateformes politiques et opérationnelles avec un fort leadership de la CLM et des espaces multi-acteurs où les parties prenantes se réunissent pour harmoniser leurs activités et prendre la responsabilité conjointe du renforcement de la nutrition.

- La NASAN (Nouvelle Alliance pour la Sécurité Alimentaire et Nutritionnelle) : le Sénégal n'arrive pas encore à assurer sa sécurité alimentaire et nutritionnelle. Pour ce faire, le gouvernement du Sénégal, sur recommandation des pays membres du G8 et des autres partenaires techniques et financiers, ainsi que le secteur privé s'est engagé dans une « Nouvelle Alliance pour la Sécurité Alimentaire et la Nutrition » (NASAN). L'objectif était de renforcer l'engagement en faveur de la sécurité alimentaire et de la nutrition. Les actions de la NASAN visent essentiellement à attirer et à mobiliser des investissements privés, nationaux et étrangers, afin de stimuler et de soutenir le développement durable du secteur agricole. La décision du Sénégal d'intégrer la NASAN a été prise en mai 2013, et une correspondance fut adressée à la Présidence de la Commission de l'Union Africaine le 27 mai 2013. L'annonce officielle de cette décision du Sénégal de se joindre à la Nouvelle Alliance pour la Sécurité Alimentaire et la Nutrition a été faite le 8 juin 2013, à l'occasion du Sommet de la Faim à Londres. Il a aussi été annoncé officiellement que le Canada, en tant que chef de file du G8, accompagnera le Sénégal dans l'élaboration de son Cadre de Coopération pour la Nouvelle Alliance.

- La politique de Couverture Médicale Universelle : Le Sénégal a adopté le programme de Couverture Maladie Universelle conformément à la volonté du Gouvernement de réduire les inégalités dans l'accès aux soins de santé. C'est ainsi que le Ministère de la Santé et de l'Action sociale a élaboré un Plan Stratégique de Développement de la Couverture Maladie (PSD-CMU) 2013-2017 articulé au tour des axes suivants : (i) e développement de la

Couverture Maladie Universelle de base à travers les mutuelles de santé, (ii) la réforme des Institutions de Prévoyance Maladie (IPM), (iii) le renforcement des politiques de gratuités existantes (césariennes, personnes âgées avec le plan SESAME (iv), la mise en œuvre de la nouvelle initiative de gratuité des soins pour les enfants de moins de cinq (05) ans (2015). L'objectif de ce programme est d'atteindre une couverture maladie pour au moins 75 % de la population à l'horizon 2017 avec un accent particulier sur le secteur informel et le monde rural.

C'est ainsi qu'au cours des quinze dernières années l'évolution des indicateurs de santé et de nutrition a connu une évolution généralement favorable même si les objectifs n'ont pas été atteints et avec des disparités régionales (EDS et Enquêtes IPDSR) :

✓ Les niveaux de mortalité des enfants ont nettement baissé : la mortalité infanto juvénile est passée de 121 %0 à 59 %0 (48,76 % de réduction soit une moyenne de 3,25 % par an) ; la mortalité infantile est passée de 61 %0 en 2005 à 39 %0 en 2015 et la mortalité juvénile de 64 %0 à 21 %0.

✓ Le retard de croissance chez les enfants de moins de cinq ans est passé de 27 % en 2000 à 19 % en 2014

✓ L'insuffisance pondérale de 17,7 % en 2011 à 13 % en 2014

✓ L'émaciation de 10 % en 2000 à 6 % en 2014

✓ Le surpoids :

Chez les enfants de 3 % en 200 à 1 % en 2014

✓ L'anémie chez les enfants de 82 % en 2005 à 60 % en 2014

✓ La carence en iode avec la quasi disparition du goitre dans les zones endémiques chez les enfants et les FAR (de plus de 33 % à moins de 2 % en 2009), alors le statut en iode urinaire (qui est le meilleur marqueur) des FAR est passé d'une médiane de 92 µg/l à 98 µg/l pour valeur normale de 100 µg/l.

Malgré la mise en œuvre de nombreuses politiques, stratégies et interventions, les résultats obtenus en matière de nutrition au Sénégal sont demeurés en deçà des attentes. Face à ce constat, le pays a décidé de réorienter sa politique nutritionnelle, en élaborant en 2015 le Document de Politique Nationale de Développement de la Nutrition (PNDN).

Cette nouvelle orientation stratégique fait suite à la deuxième Conférence internationale sur la nutrition (CIN2) organisée en 2014, à l'issue de laquelle le Sénégal a signé la Déclaration de Politique et le Cadre d'action mondiaux pour la lutte contre la faim et l'obésité.

La PNDN s'inscrit dans la continuité des engagements nationaux et internationaux, tels que la Déclaration de Maputo (2003), le Pacte mondial pour la nutrition (2014), et le Plan Sénégal Émergent (2014). Elle est également alignée sur les Objectifs de Développement Durable (ODD, 2015), les objectifs nutritionnels du PSE, ainsi que les cibles mondiales de l'Organisation mondiale de la Santé (OMS) en matière de nutrition.

L'ambition de la PNDN est d'assurer un état nutritionnel optimal pour l'ensemble de la population, en mettant un accent particulier sur les enfants de moins de cinq ans, les femmes en âge de procréer et les adolescents. Elle repose sur une approche multisectorielle, favorise l'intégration de la nutrition dans tous les secteurs, et accorde une attention particulière aux mécanismes de redevabilité et de coordination intersectorielle.

La mise en œuvre de cette politique s'opérationnalise à travers le Plan Stratégique Multisectoriel de la Nutrition (PSMN), qui définit les axes prioritaires, les responsabilités des parties prenantes et les modalités de suivi-évaluation.

Au sein de la CLM, un Bureau Exécutif National (BEN) est mis en place en 2001 pour assurer la gestion quotidienne et la mise en œuvre des programmes. Ce BEN, doté d'une équipe technique permanente, constitue la cheville ouvrière de la nouvelle stratégie nutritionnelle. Un financement pérenne commence à être alloué via le budget national (pour la première fois, une ligne budgétaire « Nutrition » apparaît dans la loi de finances en 2001. On assiste ainsi à une institutionnalisation inédite de la nutrition : la lutte contre la malnutrition sort du mode « projet temporaire » pour devenir un programme public structuré, intégré aux plans de développement du pays.

Encadré 11 : Programme de Renforcement de la Nutrition (PRN Phase I) (5)

Forte de ce cadre institutionnel rénové, la Cellule de Lutte contre la Malnutrition peut lancer en 2002 le Programme de Renforcement de la Nutrition (PRN). Le PRN est en quelque sorte l'héritier du PNC des années 90, mais avec une envergure plus large et une intégration accrue dans les politiques publiques. Cofinancé par l'État et la Banque mondiale (et plus tard par d'autres donateurs comme le Canada, la BMZ allemande, etc.), le PRN se déploie en plusieurs phases :

- *Phase I (2002-2005) : Démarrage dans 20 des 45 départements du Sénégal, avec focalisation sur les zones rurales pauvres en plus des zones urbaines déjà couvertes par le PNC. La phase I vise surtout à tester et affiner les mécanismes d'intervention.*
- *Phase II (2007-2011) : Extension géographique à quasiment tout le pays, consolidation des acquis, introduction de nouvelles composantes (implication accrue des services déconcentrés de l'État, etc.).*
- *Phase III (2014-2019) : Intégration du PRN dans le Plan d'Action Prioritaire du Plan Sénégal Émergent, accent mis sur la durabilité et l'appropriation locale, transition vers un financement domestique accru.*

Le PRN reprend l'essentiel des approches communautaires éprouvées (suivi de croissance, éducation nutritionnelle, supplémentation, références vers soins en cas de malnutrition aiguë) mais les inscrit dans un cadre plus institutionnalisé. Concrètement, le PRN fonctionne via un modèle contractuel : la CLM/BEN passe des conventions de performance avec des ONG locales et associations qui mettent en œuvre les activités dans chaque communauté. Par rapport au modèle AGETIP du PNC, on a là une volonté de décentralisation et de partenariat avec les acteurs de terrain (car la CLM n'a pas de démultiplication locale, elle s'appuie sur les ONG et sur les comités locaux de développement)

Encadré 11 : suite 1

Les résultats du PRN ne tardent pas à apparaître. Entre 2000 et 2012, le taux national de malnutrition chronique chez les <5 ans chute de 29,5 % à 19,2 % – soit une baisse de 35 % en une douzaine d'années, la plus forte enregistrée en Afrique de l'Ouest sur cette période. Les évaluations attribuent en partie cette réussite au PRN, qui a permis de massifier les interventions à haut impact (par exemple la vitamine A atteint plus de 90 % des enfants cibles chaque année, les visites de pesée sont devenues routinières pour des centaines de milliers de mères). En outre, le PRN s'est avéré très efficient : une analyse coûts bénéfices indique que les progrès nutritionnels ont été obtenus à un coût par bénéficiaire nettement inférieur à celui du PNC précédent.

Implication politique de haut niveau et élargissement multisectoriel

Un autre facteur clé de succès dans les années 2000 a été l'implication visible de champions politiques. Le Président Abdoulaye Wade et son épouse Viviane Wade se sont personnellement engagés dans la promotion de la nutrition, par exemple en parrainant la Semaine Nationale de l'Enfant où étaient mis en avant les progrès en vaccination et nutrition. En 2005, le Premier Ministre Macky Sall co-signe une lettre publiée dans The Lancet intitulée « Les Premiers Ministres africains aux commandes pour la survie de l'enfant », soulignant l'engagement du Sénégal à réduire la mortalité infantile via, entre autres, la nutrition. Cette volonté politique au sommet a grandement facilité la mobilisation des ressources et l'adhésion des administrations sectorielles autour de la CLM.

Encadré 11 : suite et fin

Parallèlement, la stratégie nationale a évolué vers le multisectoriel. À partir de 2006, sous l'égide de la CLM, le Sénégal adopte le concept du « Repositionnement de la Nutrition au centre du développement » (campagne mondiale menée par l'UNICEF et la Banque mondiale). Concrètement, cela se traduit par :

- *L'intégration de la nutrition dans les plans sectoriels : par exemple, le Plan National de Développement Sanitaire (PNDS 2009–2018) comporte un volet nutrition, le Ministère de l'Éducation introduit dans le curriculum des notions sur l'alimentation saine, le Ministère de l'Agriculture collabore via des projets d'horticulture vitaminée (moringa, patate douce à chair orange).*
- *Le lancement d'initiatives pilotes comme le programme Naître et Grandir en Santé (NETS) en 2009 qui lie nutrition et transferts sociaux pour les ménages pauvres, ou encore le projet Yaajeen de (2010) financé par l'USAID axé sur l'agriculture nutritionnelle.*
- *La création de comités régionaux et locaux de lutte contre la malnutrition, sous l'autorité des gouverneurs et préfets, pour décentraliser la coordination.*

En 2011, le Sénégal rejoint officiellement le Mouvement SUN (Scaling Up Nutrition), aux côtés de 20 autres pays pionniers. Cet engagement international renforce encore la dynamique multisectorielle en encourageant les échanges d'expertise et en attirant des soutiens supplémentaires (tels que le fonds commun SUN auquel contribue la coopération canadienne)

En somme, la décennie 2000 a été marquée par une accélération sans précédent des progrès nutritionnels au Sénégal, sous l'effet combiné d'une volonté politique forte, d'une coordination centralisée efficace (CLM), de programmes innovants (PRN) et d'une approche de plus en plus globale. Un facteur clé de succès dans les années 2000 a été l'implication visible de champions politiques. Cette volonté politique au sommet a grandement facilité la mobilisation des ressources et l'adhésion des administrations sectorielles autour de la CLM.

Le défi qui commence à poindre à la fin de la première décade des années 2000 est de pérenniser ces acquis dans un contexte institutionnel et financier en évolution (transition d'un financement principalement externe vers plus de ressources internes), et d'élargir le spectre de la nutrition pour s'attaquer aussi aux problèmes émergents comme l'obésité et les maladies non transmissibles liées à l'alimentation, ce qui sera le sujet des chapitres suivants.

RÉFÉRENCES BIBLIOGRAPHIQUES

1. World Bank & CLM (2020). *Analysis & Perspective: 15 Years of Experience...* – Chap. "Intensification and Decentralization (2000s–2010s)".

2. République du Sénégal (2001). *Lettre de Politique de Développement de la Nutrition.* Primature/CLM, Dakar.

3. Enquête Démographique et de Santé (EDS) 2010-2011 – *Rapport préliminaire.* ANSD, Dakar (résultats nutritionnels clés).

4. SUN Movement (2011). *Letter of Commitment of Senegal to the SUN Movement*, June 2011.

5. Badiane O. et al. (2013). *Évaluation finale du Programme de Renforcement de la Nutrition, Phase II.* Dakar : CLM/Banque Mondiale.

6. SALL M. G. (1996). *Paysages politiques de la nutrition au Sénégal. Banque Mondiale*

CHAPITRE 7

CONSOLIDATION DES ACQUIS ET NOUVEAUX DÉFIS (ANNÉES 2010)

1. Nutrition et émergence : intégration dans le Plan Sénégal Émergent (PSE)

L'année 2012 marque une nouvelle alternance politique avec l'élection du Président Macky SALL. Son programme de gouvernance s'articule autour du Plan Sénégal Émergent (PSE) (1), adopté en 2014 comme cadre stratégique du développement économique et social du pays à l'horizon 2035. Le PSE repose sur trois axes : transformation structurelle de l'économie, capital humain et gouvernance. La problématique de la nutrition, bien que souvent marginalisée dans les stratégies macroéconomiques, y trouve une place nouvelle et explicite dans le pilier « capital humain », marquant une reconnaissance de son rôle dans la croissance inclusive.

Dans le Plan d'Actions Prioritaires (PAP) 2014–2018, la nutrition est positionnée comme un levier de productivité nationale. Le discours gouvernemental évolue vers une vision économique de la nutrition, citant des données probantes : chaque franc investi en nutrition rapporte en retour 16 francs à l'économie (The Lancet, 2013). Cette perspective renforce la légitimité budgétaire des programmes nutritionnels et soutient l'idée que la lutte contre la malnutrition ne relève plus seulement de la santé publique, mais de la performance économique.

Le Document de Politique Nationale de Développement de la Nutrition (DPNDN 2015-2025) succède à la LPDN de 2001. Il réaffirme l'engagement de l'État à atteindre les Objectifs de Développement Durable (ODD), notamment ceux liés à la nutrition : réduction du retard de croissance en dessous de 10 %, élimination des carences en micronutriments, promotion de l'allaitement maternel, et prévention du surpoids et des maladies non transmissibles.

1.1 Poursuite et évolution du Programme de Renforcement de la Nutrition (PRN Phase III)

Lancée en 2014, la troisième phase du PRN (2014–2019) consolide les acquis des phases précédentes mais s'inscrit dans un contexte marqué par une certaine maturité institutionnelle et un ralentissement des financements externes. Le Sénégal étant perçu comme un « bon élève » régional, les bailleurs tendent à réorienter leurs priorités, obligeant l'État à augmenter sa contribution domestique, passant progressivement de 10 % à plus de 30 % du budget du PRN.

La Cellule de Lutte contre la Malnutrition (CLM) poursuit son rôle de coordination stratégique mais intensifie la décentralisation des interventions. Les collectivités territoriales sont désormais invitées à intégrer la nutrition dans leurs Plans de Développement Communal (PDC), avec des budgets alloués. À ce titre, plusieurs communes (ex. Guédiawaye, Vélingara, Ziguinchor) ont soutenu des postes de santé dans l'approvisionnement en compléments nutritionnels, ou organisé des campagnes communautaires.

1.2 De nouvelles stratégies voient le jour

- Éducation nutritionnelle scolaire : insertion de modules de nutrition dans les programmes de sciences de la vie au collège, campagnes de petit-déjeuner nutritif dans les zones rurales pilotes.

- Nutrition de l'adolescente et de la femme : le PRN cible désormais la période périconceptionnelle avec des campagnes de distribution d'acide folique et des clubs éducatifs pour adolescentes.
- Engagement du secteur privé : renforcement de la fortification alimentaire, avec une couverture quasi totale pour la farine et l'huile. Le partenariat avec des industriels comme les Grands Moulins de Dakar,

Senhuile ou Patisen est renforcé via des protocoles de contrôle qualité.

- Numérisation du suivi : introduction d'outils mobiles pour la saisie de données nutritionnelles (tablettes, SMS), couplés à des systèmes d'information nationaux (DHIS2, Plateforme SIG nutritionnel).

Ces efforts produisent des résultats mesurables : les enquêtes SMART montrent une stabilité du taux de malnutrition aiguë globale entre 5 et 8 %, une baisse du retard de croissance (17 % en 2017), mais aussi des disparités régionales tenaces. Par exemple, la région de Kolda dépasse encore les 30 % de retard de croissance en 2015, tandis que l'obésité croissante à Saint-Louis, Dakar et Thiès suscite de nouvelles préoccupations.

1.3 Nouvelles alliances et dynamique multisectorielle

L'ancrage international du Sénégal dans les initiatives globales s'intensifie :

- Le pays devient un acteur actif du Mouvement SUN (Scaling Up Nutrition). En tant que pays membre, le Sénégal bénéficie d'un plaidoyer renforcé, d'outils d'analyse multisectorielle et de financements catalytiques

(UNREACH : United Nations Nutrition REACH, MPTF : Multi Partner Trust Fund).

- En 2013, à Londres, le Sénégal prend des engagements lors du Sommet « Nutrition for Growth », notamment une hausse de 15 % du financement domestique d'ici 2020, traduisant une volonté de leadership africain en nutrition.

- La Nouvelle Alliance pour la Sécurité Alimentaire et la Nutrition (NASAN) apporte une dynamique d'investissement privé agricole sensible à la nutrition. Elle favorise la bio-fortification, la formation des agriculteurs et le renforcement des chaînes de valeur nutritionnelles.

- À l'échelle régionale, l'initiative AGIR-Sahel (2012) positionne la nutrition dans les politiques de résilience, notamment dans le Nord (Matam, Podor), avec des interventions intégrées liant agriculture, sécurité alimentaire et nutrition.

1.4 Défis persistants et émergents

Malgré ces avancées, les années 2010 sont marquées par une coexistence de vulnérabilités anciennes et de défis nouveaux :

- Anémie persistante : plus de 51 % des femmes âgées de 15–49 ans sont anémiées en 2017 (EDS), un taux quasi stable depuis 2005, traduisant les limites des programmes de supplémentation isolés.

- Allaitement maternel exclusif : des progrès ont été accomplis (de 33 % en 2011 à 41 % en 2017), mais la cible de 50 % reste hors de portée sans politiques favorables de congé maternité, à l'encadrement des laits infantiles, et à l'appui communautaire).

- Transition nutritionnelle préoccupante : en zone urbaine, 21 % des femmes adultes sont en surpoids et 15 %

obèses. La sédentarité, les régimes déséquilibrés et la publicité alimentaire favorisent cette épidémie silencieuse.

- Systèmes alimentaires en mutation : la montée de la restauration rapide, la dépendance accrue aux produits transformés importés, et l'érosion des pratiques culinaires traditionnelles appellent à une revalorisation culturelle de l'alimentation locale.

Encadré 12 : La création du Fonds national de nutrition – Un tournant pour le financement durable **(5)**

Au cours de la décennie 2010, une avancée majeure souvent sous-estimée mais déterminante pour la pérennité des actions nutritionnelles au Sénégal est la création du Fonds national de nutrition, initiée en 2017 et opérationnalisée progressivement à partir de 2018.

Face à la diminution progressive de l'aide internationale et au besoin croissant de souveraineté dans le financement des programmes, l'État sénégalais – sous la coordination de la CLM – a mis en place un mécanisme budgétaire dédié, inscrit dans la loi des finances, pour soutenir durablement les activités nutritionnelles. Ce fonds, adossé à la stratégie de transition vers un financement domestique, vise trois objectifs principaux :

- *Assurer une continuité des services communautaires essentiels, indépendamment des financements extérieurs ;*
- *Renforcer la responsabilité locale, à travers des cofinancements avec les communes ;*
- *Susciter la confiance des partenaires techniques et financiers, en démontrant un engagement national fort.*

Encadré 12 : suite et fin

Le Fonds est alimenté principalement par :

- *Une ligne budgétaire annuelle inscrite dans le budget général de l'État (à travers la Primature),*
- *Des transferts des collectivités locales (dans le cadre de la décentralisation),*
- *Des contributions du secteur privé (RSE, taxation santé sur certains produits),*
- *Et, de façon expérimentale, des financements innovants (fonds de contrepartie, levées de fonds via des fondations ou le secteur bancaire). En 2019, le Fonds a permis de financer directement :*
- *Des subventions à 300 communes pour le recrutement de relais communautaires,*
- *Des kits de supplémentation nutritionnelle pour les postes de santé dans les zones éloignées,*
- *Des campagnes de communication sur l'alimentation saine urbaine à Dakar, Rufisque et Thiès.*

Le Fonds national de nutrition constitue ainsi un instrument de transition vers la soutenabilité financière, et une innovation institutionnelle saluée par les partenaires (UNICEF, Banque mondiale, GFF). Il symbolise une étape importante vers l'appropriation nationale des politiques nutritionnelles et pourrait inspirer d'autres pays africains confrontés à des défis similaires.

« L'émergence passe aussi par l'autonomisation des mécanismes de financement de notre santé et nutrition. Le Fonds national de nutrition est un pilier de cette vision » – Déclaration de la Primature lors du lancement officiel du fonds, novembre 2018.

La décennie 2010 aura été celle d'une institutionnalisation accrue de la nutrition dans les politiques publiques, d'un élargissement du champ d'intervention (du nourrisson à l'adulte), et d'une intégration renforcée dans les stratégies multisectorielles. Le Sénégal y gagne en crédibilité internationale et en cohérence nationale, mais fait désormais face au double fardeau de la malnutrition : sous-nutrition persistante dans certaines zones rurales et montée de la surnutrition en milieu urbain. Le pays est ainsi placé à la croisée des chemins : consolider les succès passés, tout en se préparant aux défis complexes de la transition nutritionnelle.

RÉFÉRENCES BIBLIOGRAPHIQUES

1. Gouvernement du Sénégal (2014). *Plan Sénégal Émergent (PSE) – Plan d'Actions Prioritaires 2014-2018.* Dakar.

2. CLM (2015). *Document de Politique Nationale de Développement de la Nutrition 2015-2025.* Primature, Dakar.

3. Enquête SMART (2017). *Rapport de l'Enquête Nutritionnelle Nationale.*

Dakar : CLM/UNICEF.

4. ANSD & ICF (2017). *Enquête Continue (EDS-Continue) 2017.* Indicateurs clés de nutrition (anémie, allaitement, etc.).

5. Scaling Up Nutrition (2019). *Senegal SUN Progress Report.* (Rapport interne

CHAPITRE 8

TRANSITION NUTRITIONNELLE ET DOUBLE FARDEAU AU SÉNÉGAL

1. Changements des modes de vie et de consommation alimentaire

Alors que le Sénégal a accompli des progrès remarquables contre la sous-nutrition, il fait face depuis le début du XXIème siècle à un phénomène de transition nutritionnelle. Ce concept décrit le passage d'une situation où prédominent les problèmes de sous-alimentation à une situation où coexistent ces derniers avec des problèmes de suralimentation et de maladies liées au régime alimentaire. Plusieurs facteurs en sont à l'origine :

1.1 Urbanisation rapide

Plus de 45 % de la population vit désormais en zone urbaine (contre ~30 % dans les années 1980). L'urbanisation favorise la consommation d'aliments transformés, riches en calories mais pauvres en nutriments. Les habitudes alimentaires se sont modifiées, intégrant davantage de fast-foods, boissons sucrées et produits industrialisés. De plus, les modes de vie urbains sont généralement plus sédentaires, ce qui accentue les déséquilibres énergétiques.

1.2 Globalisation des marchés alimentaires

La grande distribution s'est développée, notamment à Dakar et dans les capitales régionales. Des chaînes de supermarchés et fast-foods offrent désormais des produits importés accessibles à la classe moyenne : snacks, céréales sucrées, plats préparés, sauces, etc. Cette évolution transforme radicalement les habitudes alimentaires, surtout chez les jeunes.

1.3 Évolution des représentations sociales

Historiquement, dans plusieurs cultures sénégalaises, un corps corpulent était valorisé. Ainsi, un nourrisson potelé est souvent considéré comme un enfant « bien nourri », ce qui conduit à des pratiques d'alimentation inadaptées dès le jeune âge. Chez les femmes être en surpoids signifiait être en bonne santé, vivre dans l'abondance et inspirait parfois le respect. La persistance de ces représentations sociales valorisant la corpulence freine la prise de conscience des risques sanitaires liés au surpoids et à l'obésité.

1.4 Continuité des défis de sous-nutrition

Dans les zones rurales, les populations vulnérables continuent de souffrir d'insécurité alimentaire chronique. Avec l'augmentation du pouvoir d'achat, certaines familles changent brusquement de régime alimentaire en adoptant des produits énergétiques bon marché mais pauvres en qualité nutritionnelle, accentuant ainsi le double fardeau.

2. Le double fardeau : cohabitation de la malnutrition carentielle et de l'obésité

Le double fardeau de la malnutrition est désormais un phénomène tangible au Sénégal. En 2020, environ 17 % des enfants de moins de cinq ans souffraient de malnutrition chronique, alors que 15 % des femmes adultes étaient en situation d'obésité. Ce paradoxe est visible au sein même des familles, où une mère peut souffrir d'un surpoids pendant que son enfant présente un retard de croissance. Ce déséquilibre résulte souvent d'une alimentation déséquilibrée : trop de calories vides et peu de densité nutritionnelle.

Les implications pour les politiques de santé sont profondes. Il faut à la fois lutter contre les carences et prévenir l'excès. Les conseils nutritionnels deviennent plus complexes, car ils doivent s'adresser à des publics très différents. Le Plan Stratégique Multisectoriel de Nutrition (PSMN) 2017–2021 a intégré pour la première fois un volet sur les maladies non transmissibles (MNT) d'origine nutritionnelle, tout en continuant à traiter la sous-nutrition.

3. Nouvelles menaces nutritionnelles liées à la transition

- Augmentation des maladies chroniques : Le diabète de type 2, les maladies cardiovasculaires et les cancers liés à l'alimentation (côlon, sein) progressent. En 2022, environ 8 % des adultes sénégalais seraient atteints de diabète, selon l'Enquête STEPS.

- Carences cachées : Malgré un excès pondéral, des carences en micronutriments persistent, comme en vitamine D, fer ou zinc. La consommation réduite de poisson, légumes et fruits dans certains groupes sociaux urbains en est une cause fréquente.

- Inégalités régionales : Le contraste est saisissant entre Dakar (obésité féminine > 20 %) et Kaffrine ou Kédougou (malnutrition chronique infantile > 25 %). Cette géographie du double fardeau appelle des politiques nutritionnelles différenciées selon les territoires.

4. Politiques et initiatives pour une alimentation équilibrée

Face à cette situation, plusieurs initiatives ont vu le jour :

- Promotion de l'allaitement exclusif pendant les six premiers mois, via une stratégie de communication nationale.
- Campagnes de sensibilisation aux fruits et légumes locaux, avec des marchés « nutrition » et la mise en valeur d'espèces autochtones (moringa, bissap, corossol).
- Soutien à l'agriculture durable :

Le projet « Ndamir » valorise l'agroécologie, la rotation culturale et les cultures traditionnelles riches en nutriments.

- Réflexions réglementaires : l'introduction d'un étiquetage nutritionnel clair, des normes sur les acides gras trans et la taxation des boissons sucrées sont en discussion au niveau national et régional.
- Cantines scolaires améliorées : des menus mieux équilibrés, soutenus par la FAO, sont progressivement intégrés dans les écoles primaires rurales.

Encadré 13 : Une famille, deux réalités nutritionnelles

À Rufisque, Awa, mère de trois enfants, travaille comme vendeuse ambulante. Elle consomme des plats rapides, riches en graisses et en sucres. Elle souffre d'obésité et d'hypertension. Son fils de 4 ans, quant à lui, souffre d'un retard de croissance et présente une carence en fer. Ce foyer illustre le double fardeau de la malnutrition : surcharge pondérale de la mère, sous-nutrition de l'enfant. L'accès à une alimentation saine est limité par les contraintes économiques, l'environnement urbain saturé de produits transformés, et l'absence de sensibilisation nutritionnelle ciblée.
Source : Entretien qualitatif, projet ENN/CRSN, 2023

5. Vers une nutrition inclusive et durable

Le Sénégal se trouve à la croisée des chemins. Les systèmes alimentaires doivent évoluer : il ne s'agit pas seulement de produire davantage, mais de produire mieux, tout en influençant les préférences alimentaires et en protégeant les plus vulnérables. La lutte contre la malnutrition, sous toutes ses formes, devra combiner :

- Éducation nutritionnelle dès le jeune âge ;
- Fiscalité et réglementation dissuasive pour les produits nocifs ;
- Valorisation des ressources alimentaires locales ;
- Protection sociale ciblée pour les ménages en situation d'insécurité alimentaire.

Cette vision intégrée, fondée sur le droit à une alimentation saine et équilibrée, constitue une étape décisive vers l'objectif de « malnutrition zéro » au Sénégal qui devra été soutenu par la recherche et la formation.

RÉFÉRENCES BIBLIOGRAPHIQUES

1. Global Nutrition Report 2021 – *Country Profile: Senegal*. Development

Initiatives, Bristol.

2. Hawkes C. et al. (2017). *"Eating patterns and obesity in Senegal"*. Food Policy, 70: 33-45. (Étude sur l'urbanisation et le régime alimentaire).

3. Ministère de la Santé (2015). *Stratégie Nationale de Prévention et de Contrôle des Maladies Non Transmissibles*. Composante nutrition (non

publiée).

4. FAO Sénégal (2019). *Projet Pilote de Cantines Scolaires Améliorées – Rapport final*. Dakar.

5. ANSD (2021). *Enquête STEPS Sénégal 2019 sur les facteurs de risque des MNT*. (Taux d'obésité, diabète et HTA au Sénégal).

CHAPITRE 9

RÔLE DE LA RECHERCHE ET DE LA FORMATION EN NUTRITION DE L'ORANA AUX UNIVERSITÉS : PLUS D'UN DEMI-SIECLE DE RECHERCHE NUTRITIONNELLE AU SÉNÉGAL

1. L'héritage pionnier de l'ORANA : fondations de la recherche nutritionnelle en Afrique de l'Ouest

Depuis la création de l'Office de Recherche sur l'Alimentation et la Nutrition Africaine (ORANA) en 1956 à Dakar, le Sénégal s'est affirmé comme un centre régional de référence en nutrition. Durant ses premières décennies, l'ORANA, d'abord sous tutelle française puis intégré au système scientifique national après l'indépendance, a mené des travaux pionniers sur les carences nutritionnelles endémiques (kwashiorkor, anémie ferriprive, carence iodée, etc.), l'analyse des aliments locaux et l'élaboration de la table de composition des aliments ouest-africains (1968), un outil toujours utilisé dans les programmes alimentaires en Afrique.

Parallèlement, l'ORANA a formé les premières générations de nutritionnistes africains, dont plusieurs Sénégalais, qui ont ensuite occupé des positions influentes dans les ministères, les organismes internationaux et la recherche académique.

2. Recherche appliquée et innovations locales dans les années 1980

Dans les années 1980, l'accent est mis sur l'adaptation des solutions nutritionnelles au contexte local. L'Institut de Technologie Alimentaire (ITA) développe des aliments enrichis à base de céréales traditionnelles (mil, niébé). La collaboration entre l'ORANA et l'ENSUT (École nationale supérieure universitaire de technologie) aboutit à la mise au point de la farine MISOLA, utilisée dans les CREN pour lutter contre la malnutrition infantile.

Des recherches opérationnelles majeures voient également le jour, comme l'étude de 1986 sur la supplémentation en vitamine A, menée conjointement par le ministère de la Santé et l'USAID, avec des résultats spectaculaires : une réduction de 30 % de la mortalité infantile. Cette étude, publiée par Sommer et al, influencera durablement les politiques de santé publique à l'échelle mondiale.

3. Les contributions majeures de la Chaire de Pédiatrie à l'UCAD

La Chaire de Pédiatrie de l'Université Cheikh Anta Diop (UCAD) a été un autre pilier du développement de la nutrition au Sénégal. Elle s'est distinguée par ses essais thérapeutiques innovants sur la récupération des enfants sévèrement malnutris, introduisant l'usage de produits enrichis tels que :

- Le Multène (solution d'acides aminés),
- Le BC 105 (malate de pizotifène),
- Des farines composées locales à base de mil et soja,
- Le « rouye complet »,

- La poudre de têtes de crevettes,
- Le Supplétal
- La spiruline,
- La farine composée de soja

Ces résultats de recherche ont été récompensés en 2010 par l'attribution du Grand Prix du Président de la République pour les Sciences.

En biologie nutritionnelle, les recherches de Pr. Ingénbleck et Pr. M.G. SALL ont permis d'identifier des biomarqueurs pertinents : la pré-albumine et surtout l'Apolipoprotéine A1 comme marqueur fiable de la malnutrition protéinoénergétique, même en présence d'inflammation. Ce travail a été distingué par le Prix de la Fondation de la Santé de l'Enfant en 1989.

4. L'essor de la recherche académique et des réseaux internationaux

Dès les années 1990, l'Université Cheikh Anta Diop prend le relais avec la création de programmes de recherche intégrés et la montée en puissance du Laboratoire de Nutrition au sein de la Faculté des Sciences.

Ce laboratoire a piloté d'importants travaux épidémiologiques sur :

- La malnutrition urbaine,
- La nutrition des adolescents,
- Les maladies non transmissibles liées à l'alimentation (diabète, obésité, hypertension…),
- Les habitudes de consommation du sel, du sucre et des graisses.

Il a aussi été un centre actif dans des études multicentriques avec l'OMS (courbes de croissance 2006) et des collaborations avec les revues médicales de référence comme *The Lancet*.

Encadré 14 : La formation en nutrition
et le Laboratoire de Nutrition de l'UCAD

***Laboratoire de Nutrition - Faculté des Sciences UCAD** (5)*

Créé dans les années 1990, ce laboratoire est aujourd'hui un acteur central dans la formation et la recherche en nutrition humaine et appliquée. Il supervise :

- *Des projets de recherche doctorale sur la nutrition communautaire et clinique ;*
- *Des études sur les micronutriments, la sécurité alimentaire et les maladies chroniques ;*
- *La mise en place de banques de données sur les habitudes alimentaires en milieu urbain et rural.*

Formation universitaire

- *DEA puis Master Nutrition Humaine : Formation de spécialistes en nutrition publique, hospitalière et en planification.*
- *Modules intégrés dans la médecine, pharmacie, biologie : Approche interdisciplinaire favorisée.*
- *Encadrement de mémoires, stages et travaux de terrain en collaboration avec des ONG, ministères et agences internationales.*

Reconnaissance

- *Partenaire de projets régionaux (CEDEAO, CORAF).*
- *Membre actif des réseaux francophones de nutrition.*
- *Plusieurs de ses enseignants-chercheurs ont été décorés ou primés au niveau national.*

4.1 Défis actuels et perspectives de la formation en nutrition

La diversification des filières (UCAD, UGB, CERES Locustox) a permis de former une centaine de nutritionnistes diplômés actifs en 2020. Mais des défis persistent :

- La nutrition clinique reste peu développée dans les hôpitaux malgré l'ouverture récente d'une Licence en Diététique ;
- Le caractère transversal de la nutrition (santé, agriculture, éducation, protection sociale) appelle à une approche multi-sectorielle dans la formation ;
- La formation continue et la vulgarisation du savoir nutritionnel, via les médias et réseaux sociaux, doivent être renforcées pour toucher les professionnels de terrain comme le grand public.

Ainsi, en un demi-siècle, le Sénégal a bâti une expertise de haut niveau en nutrition grâce à des institutions comme l'ORANA, l'ITA, la Chaire de Pédiatrie, le Laboratoire de Nutrition de l'UCAD, mais aussi grâce à des pionniers visionnaires. Aujourd'hui, l'enjeu est de consolider cette dynamique par un meilleur maillage entre recherche, formation et action. La nutrition devient un pilier du développement durable et un levier stratégique pour la santé publique, la résilience et l'émergence.

RÉFÉRENCES BIBLIOGRAPHIQUES

1. ORANA (1968). *Table de Composition des Aliments d'Afrique de l'Ouest*. Dakar.

2. Sommer A. et al. (1986). *« Impact of Vitamin A supplementation on childhood mortality »*. New England Journal of Medicine, 314(8): 503-508.

3. UCAD (2005). *Prospectus du DESS Nutrition Humaine et Sécurité Alimentaire*. Dakar, UCAD/Faculté Médecine.

4. Ndiaye B. (2018). *État des lieux de la diététique hospitalière au Sénégal*. Thèse de médecine, UCAD Dakar.

5. SALL. M. G (1996). Paysages politiques de la nutrition au Sénégal. Banque Mondiale

6. RTS (2009). *Archives de l'émission « Xippil Xool »* – dossier spécial Nutrition, 3 épisodes (en wolof).

CHAPITRE 10

ANALYSE DE L'ÉVOLUTION DES POLITIQUES, PROGRAMMES ET PRATIQUES DE NUTRITION : DES DOMAINES D'APPRENTISSAGE DE L'EXPÉRIENCE SÉNÉGALAISE

Pour comprendre comment le Sénégal a réussi à maintenir des prévalences aussi acceptables par rapport à la situation globale en Afrique, il faut remonter à 2002, l'année de création de la Cellule de Lutte Contre la Malnutrition. Un décret présidentiel la plaçant sous la tutelle de la Primature concrétisera la forte volonté politique de l'État de mettre en place un dispositif à même de concevoir et dérouler une politique efficace de nutrition. Une volonté politique qui s'est aussi matérialisée par une augmentation graduelle tous les ans du budget annuel consacré par l'État à la nutrition.

Pour lutter contre la malnutrition, le Sénégal a mis en place une approche commune intégrant tous les secteurs : l'agriculture, la santé et l'éducation…et des activités conjointes du gouvernement, la société civile, du secteur privé et de la recherche. Ayant très vite compris que les causes multifactorielles de la malnutrition nécessitaient une réponse multisectorielle, le pays a intégré tous les ministères techniques clés dans la composition de la CLM. Ainsi, l'ensemble des secteurs pouvant avoir une emprise sur la situation nutritionnelle sont impliqués dans la prise de décision stratégique, lors notamment de la validation du Plan d'Action et du Budget Annuel de la CLM et dans la mise en œuvre d'activités pro-nutrition. Et cela, dans une perspective d'institutionnalisation de la nutrition dans tous les secteurs.

1. Forces

1.1 Volonté politique

Le positionnement de la nutrition à un très haut niveau politique (ancrage de la CNLM à la Présidence par Décret 94-556 du 2 juin 1994 et de la CLM à la Primature par Décret 2001-770 du 5 octobre 2001) matérialisé par l'élaboration d'une Lettre de Développement de la Nutrition puis d'un Document de Politique Nationale de Nutrition) et l'augmentation graduelle du budget alloué à la nutrition favorise l'institutionnalisation et la coordination des différents secteurs impliqués dans la lutte contre la malnutrition et la promotion d'une alimentation saine, suffisante et nutritive pour toute la population sénégalaise, notamment pour les couches défavorisées et les groupes les plus vulnérables. Cette volonté politique se matérialise également par l'adhésion au mouvement SUN, la NASAN et l'inscription d'une ligne budgétaire destinée à la nutrition en constante progression dans le budget national

1.2 Mise en œuvre

Mise en œuvre de stratégies novatrices (PAIN et PCIME-C) et d'approches basées sur les valeurs culturelles et sociales (mobilisation des grand-mères pour la nutrition des enfants et des FEFA…) avec l'appui des acteurs communautaires (ONGs et OCBs) et des efforts probants de maillage du système dans tout le territoire national et de disponibilité des intrants, notamment pour le management de la malnutrition aigüe sévère (ATPE... : Aliments Thérapeutiques Prêts à l'Emploi) et la supplémentation préventive (vitamine A, FAF : fer acide folique...)

1.3 Appui et accompagnement des Partenaires

Appui et accompagnement des Partenaires : pour la mobilisation des ressources techniques, financières et le plaidoyer pour le positionnement de la nutrition dans l'agenda du développement national et partant son institutionnalisation.

1.4 Stratégies novatrices

Stratégies novatrices d'éducation nutritionnelle avec notamment l'approche des foyers d'apprentissage et de réhabilitation nutritionnelle (FARN) dans le cadre de la positive déviance qui vise le changement de comportements à long terme, car les améliorations du statut nutritionnel servent de formidable force de motivation pour la communauté.

1.5 Gestion axée sur les résultats

Gestion axée sur les résultats qui a valu au PRN l'attribution du prix ALPHA de la meilleure équipe des projets BM au Sénégal en 2010.

2. Contraintes de passage à l'échelle (faiblesses)

2.1 Déficit de pérennisation et de passage à l'échelle des expériences réussies (exemple de la stratégie grand-mères pour la promotion de l'AME…)

La stratégie des grands-mères, mise en œuvre dans plusieurs localités du Sénégal dans les années 2000-2010, s'est révélée être une innovation sociale à fort impact dans la promotion de l'allaitement maternel exclusif (AME). Basée sur l'implication structurée et valorisante des aînées dans les communautés, cette approche reposait sur des normes culturelles positives et renforçait les pratiques de soins à l'enfant par un dialogue intergénérationnel. Elle a montré son efficacité dans plusieurs zones pilotes, en contribuant à l'amélioration des taux d'AME et en renforçant la cohésion communautaire autour de la nutrition infantile.

Cependant, malgré les résultats encourageants et la reconnaissance internationale de cette initiative, la stratégie n'a pas été pérennisée ni institutionnalisée à grande échelle.

2.2 Insuffisance des financements endogènes et exogènes :

Malgré des avancées institutionnelles — notamment la création de la Cellule de Lutte contre la Malnutrition (CLM) et l'adoption de stratégies multisectorielles — le niveau de financement public domestique reste faible. La nutrition demeure sous-budgétisée dans les lois de finances annuelles, souvent traitée comme une sous-composante des secteurs de la santé, de l'éducation ou de la protection sociale.

Le financement des programmes de nutrition au Sénégal a largement reposé sur les partenaires techniques et financiers (PTF) comme la Banque mondiale, l'UNICEF, USAID, la coopération canadienne ou l'Union européenne. Si ces appuis ont permis des avancées notables (par exemple à travers le PRN ou le PNBSF), ils restent volatiles, fragmentés, non pérennes et insuffisants face à l'ampleur des besoins.

Cette double insuffisance financière est une contrainte réelle pour passer à l'échelle les interventions efficaces (ex. supplémentation en micronutriments, traitement de la malnutrition aiguë, promotion de l'allaitement, nutrition scolaire), à institutionnaliser des dispositifs multisectoriels durables et interopérables et un risque de dépendance chronique à l'aide extérieure, contraire aux objectifs de souveraineté sanitaire et nutritionnelle.

Le Sénégal doit accroître substantiellement ses investissements domestiques en nutrition, conformément à ses engagements internationaux.

2.3 Faiblesse de la coordination des actions de nutrition tant au niveau du Ministère de la santé et de l'action sociale que des secteurs sensibles à la nutrition

La nutrition est un enjeu fondamental transversal qui dépasse largement le champ strict de la santé. Elle implique des secteurs aussi divers que l'agriculture, l'éducation, la protection sociale, l'eau et assainissement, la communication ou encore les finances... Le Sénégal a reconnu ce caractère multisectoriel à travers sa stratégie nationale de nutrition, portée notamment par la Cellule de

Lutte contre la Malnutrition (CLM). Toutefois, la faiblesse persistante de la coordination entre les différents acteurs limite fortement l'impact des interventions nutritionnelles.

Sans une coordination forte et fonctionnelle, les efforts multisectoriels resteront dispersés, inefficaces et difficilement soutenables, malgré l'urgence nutritionnelle persistante au Sénégal

2.4 Disponibilités insuffisantes de données techniques, statistiques et informationnelles pour le plaidoyer et la planification

L'insuffisance de données techniques, statistiques et informationnelles constitue un obstacle majeur à la formulation, la mise en œuvre et au suivi-évaluation des politiques publiques efficaces. En l'absence d'informations fiables, actualisées et désagrégées, les décideurs sont souvent contraints de fonder leurs choix sur des perceptions, des estimations approximatives ou des données obsolètes.

Cette faiblesse impacte la crédibilité du plaidoyer, rend inadéquate la planification, entraine des difficultés de ciblage et compromet le suivi-évaluation.

2.5 faiblesses des stratégies de communication pour la vulgarisation des idéaux de la politique de nutrition et l'opportunité de son repositionnement au cœur du développement

Les messages de communication nutritionnelle sont souvent trop génériques et mal adaptés aux réalités socioculturelles, linguistiques ou économiques des différentes communautés. Par ailleurs le niveau d'engagement des acteurs de proximité dans la diffusion des messages nutritionnels est insuffisant, alors qu'ils sont essentiels pour créer la confiance et assurer une meilleure appropriation.

Or Une bonne nutrition est à la base de la santé, de la réussite scolaire, de la productivité économique et de la résilience face aux crises afin atteindre les objectifs de Vision 2050, en particulier en matière de capital humain.

3. Leçons apprises

3.1 De la nécessité de plus fortes convergences entre les différents secteurs impliqués dans la nutrition au Sénégal (public, privé, société civile, PTF...)

L'insuffisance de la coordination entre les différents secteurs et de la « mutualisation » des ressources humaines, matérielles et financières constitue une contrainte pour l'optimalisation des interventions dans un espace de rationalisation et de potentialisation des ressources disponibles indispensable pour des avancées encore plus significatives dans le processus de couverture totale et accélérée des objectifs de nutrition. Il convient par conséquent de développer un plaidoyer très fort pour une meilleure intégration des différents secteurs (public, privé, société civile…). C'est un passage indispensable pour l'atteinte des objectifs assignés à la nutrition.

3.2 De la contractualisation avec les ONGs et les OCBs

La capacitation et la responsabilisation des ONGs et OCBs en gestion technique et financière participent pleinement à la pérennisation des interventions de nutrition au niveau communautaire. C'est une leçon majeure pour le passage à l'échelle grâce à la gestion des activités communautaires de nutrition par des structures communautaires.

3.3 De la nécessité d'un partenariat fort avec les leaders communautaires

L'implication des chefs religieux de toutes confessions, des chefs coutumiers, des leaders des organisations communautaires de base…a démontré son efficacité comme élément contributif essentiel de changements de comportements. En effet leur connaissance du milieu et leur influence sur les différents membres de la communauté représentent des éléments catalyseurs pour une bonne dissémination des messages éducatifs d'adoption des bonnes pratiques en nutrition.

3.4 De la place centrale du Plaidoyer

La mobilisation des ressources et l'adhésion des communautés sont tributaires du plaidoyer qui doit être un processus continu, répétitif apparaissant à toutes les étapes de la mise en œuvre des programmes de nutrition. Le développement d'outils spécifiques pour chaque niveau et cible renforcerait les chances d'accroître les contributions tant de l'État que des partenaires et du secteur privé et ainsi d'accélérer le passage à l'échelle.

3.5 De la promotion du genre

Une plus grande responsabilisation des femmes dans les organes de décisions du secteur local de la nutrition apporterait une valeur ajoutée à la prise en charge communautaire des problèmes de nutrition.

4. Opportunités

4.1 La décentralisation de l'Administration Territoriale (Acte 3)

Qui constitue un contexte favorable aux actions intersectorielles au niveau périphérique et l'intégration de la nutrition dans le processus local de développement.

4.2 Les stratégies nationales PAIN et PCIME.C

Qui fournissent des directives stratégiques pour garantir la mise en œuvre harmonieuse des Soins à Base Communautaire avec la participation effective des familles et des communautés dans la lutte pour la réduction de la malnutrition, la promotion de la croissance et du développement des jeunes enfants.

4.3 La forte implication des partenaires au développement

Qui assurent l'assistance technique et financière et le plaidoyer pour la mobilisation des ressources indispensables à un passage à l'échelle des interventions nutritionnelles

4.4 L'existence d'un réseau dense d'organisations communautaires

Bien structurées_pouvant servir de base pour la mise en œuvre des Activités à Base Communautaire et garantir leur pérennisation.

5. Défis

5.1 Institutionnalisation de la nutrition dans les politiques sectorielles au Sénégal

Depuis les années 2000, le Sénégal a progressivement renforcé l'intégration de la nutrition dans ses politiques publiques, marquant une volonté politique de faire de la nutrition un levier de développement humain durable mais la coordination est limitée, l'allocation budgétaire domestique insuffisante avec une appropriation inégale par certains ministères techniques. Le défi reste la mise en œuvre effective à l'échelle locale, avec des moyens humains, financiers et logistiques parfois limités.

5.2 Appui aux systèmes d'information sur la nutrition afin d'améliorer la qualité de l'information pour la prise de décision : systèmes de surveillance et d'alerte précoce sur la situation nutritionnelle

L'appui aux systèmes d'information sur la nutrition constitue un levier stratégique pour améliorer la gouvernance nutritionnelle au Sénégal. En effet, l'existence de données fiables, désagrégées, actualisées et accessibles est une condition préalable essentielle à une prise de décision éclairée, tant pour les interventions d'urgence que pour les politiques à long terme.

Le défi à relever est celui de la coordination intersectorielle autour des systèmes d'information (nutrition, santé, agriculture, sécurité alimentaire, WASH…), l'institutionnalisation d'un mécanisme d'alerte précoce multisectoriel, couplé à des indicateurs sensibles et prédictifs et l'exploitation de sources innovantes de données, y compris celles issues des systèmes communautaires ou de la télédétection

5.3 Renforcement des actions de dépistage prévention et traitement de la malnutrition infantile et maternelle au Sénégal

La malnutrition reste un problème de santé publique majeur, affectant particulièrement les femmes enceintes, les mères allaitantes et les enfants de moins de cinq ans. Malgré les progrès réalisés ces dernières décennies, les indicateurs comme le retard de croissance, l'émaciation et l'anémie carentielle demeurent préoccupants.

Il faut alors accroître la couverture et la qualité du dépistage communautaire de la malnutrition (y compris par les relais communautaires), renforcer les actions de prévention primaire, notamment via l'alimentation du nourrisson et du jeune enfant (ANJE) notamment la promotion de l'AME, la supplémentation en micronutriments, et améliorer l'accès au traitement de la malnutrition aiguë (modérée et sévère), avec une meilleure intégration dans les services de santé primaires.

5.4 Appui et valorisation de la recherche développement et capitalisation des résultats pour informer les décisions politiques et stratégiques sur la nutrition

Ce point est fondamental pour renforcer la base factuelle des politiques nutritionnelles au Sénégal. Il vise à combler le fossé entre la production de connaissances scientifiques et l'action politique, en assurant que les résultats de la recherche soient mieux valorisés, diffusés et utilisés. Il devient dès lors impérieux de mettre en place un cadre national de valorisation des résultats de recherche en nutrition, de promouvoir des revues de preuves régulières pour nourrir le dialogue entre chercheurs et décideurs et d'allouer des fonds compétitifs pour la recherche-développement orientée vers l'impact politique et communautaire.

5.5 Renforcement des stratégies de la bonne gouvernance et du financement de la nutrition au Sénégal

La nutrition est un déterminant majeur du développement humain, économique et social. Au Sénégal, d'importants progrès ont été réalisés au cours des dernières décennies pour améliorer l'état nutritionnel des populations, notamment à travers des politiques multisectorielles et l'implication croissante des partenaires techniques et financiers. Toutefois, la pérennisation des acquis et la réduction durable de la malnutrition requièrent un renforcement des mécanismes de gouvernance à travers un leadership politique affirmé et un renforcement des mécanismes de redevabilité.

Quant au financement de la nutrition il reste le talon d'Achille et l'un des principaux goulots d'étranglement dans la mise en œuvre efficace des interventions nutritionnelles.

Le renforcement de la gouvernance et du financement de la nutrition au Sénégal nécessite la création d'un cadre juridique national pour la nutrition , l'institutionnalisation d'un dialogue budgétaire annuel sur la nutrition impliquant ministères, parlementaires, société civile et partenaires ainsi que le développement de mécanismes innovants de financement (fonds de nutrition, taxes nutritionnelles, etc.) et une intégration plus forte de la nutrition dans la décentralisation pour garantir un ancrage territorial et la redevabilité locale.

5.6 Double fardeau nutritionnel

L'existence simultanée de problèmes nutritionnels carentiels et l'émergence de maladies nutritionnelles de surcharge non transmissibles mérite une grande attention et constitue un réel défi pour le Sénégal.

6. Menaces

6.1 Explosion démographique et faible croissance économique

La population du Sénégal a été multipliée par plus de sept de l'indépendance à nos jours alors que la croissance économique n'a pas suivi la même tendance. Si cette situation n'est pas maitrisée, le Sénégal restera exposé à de sérieux problèmes de nutrition.

6.2 Changements climatiques

Face aux changements climatiques et ses effets extrêmes (sécheresse, inondations…), assurer à TOUS une alimentation saine, suffisante et nutritive sur le long terme est l'un des principaux défis auxquels l'humanité est confrontée. En effet même si on se réfère aux scénarios les plus optimistes de réduction des gaz à effet de serre, les conséquences néfastes du changement climatique sur la sous-nutrition seront inévitables et mettront à mal les efforts actuels de lutte contre la malnutrition.

6.3 Insécurité (menace terroriste, séparatisme, crimes, guerres...) avec des effets dévastateurs sur les disponibilités alimentaires

L'insécurité sous ses multiples formes — guerres régionales, crimes organisés, séparatisme latent et menaces terroristes — constitue une menace croissante pour la sécurité alimentaire au Sénégal en perturbant les circuits d'approvisionnement transfrontaliers (importation de denrées, échanges agricoles) , les activités agricoles locales, car les populations évitent de cultiver dans les zones perçues comme dangereuses et les mouvements de main-d'œuvre saisonnière, indispensable dans certaines filières agricoles (riz, mangue, arachide…) . Une stratégie efficace de sécurité alimentaire passe donc impérativement par une politique robuste de sécurité nationale, de paix régionale et de développement rural sécurisé.

6.4 Épidémies : (flambées de VIH, choléra, Ebola, Zika, Covid 19…) : avec la mobilisation de toutes les ressources disponibles pour faire face au détriment des programmes de lutte contre la malnutrition.

Les épidémies ont amplifié les vulnérabilités nutritionnelles au Sénégal, en particulier chez les enfants, les femmes enceintes/allaitantes, les personnes vivant avec le VIH, et les ménages à faible revenu. Elles ont également accéléré la prise de conscience politique sur la nécessité d'intégrer la nutrition dans les réponses d'urgence, et de renforcer les systèmes de protection sociale.

L'expérience sénégalaise en matière de nutrition offre un vivier riche d'enseignements, tant sur le plan institutionnel que communautaire. Le Sénégal a réussi, grâce à une volonté politique forte, une approche multisectorielle et des stratégies innovantes, à maintenir des indicateurs nutritionnels relativement stables malgré un contexte africain souvent défavorable.

Toutefois, pour garantir la durabilité des acquis, il est impératif de renforcer la coordination multisectorielle, de sécuriser les financements à long terme, d'investir dans les systèmes d'information et de recherche, et surtout de répondre au double fardeau nutritionnel par des politiques plus intégrées et adaptées à l'évolution des contextes sociaux, économiques et environnementaux.

RÉFÉRENCES BIBLIOGRAPHIQUES

1. République du Sénégal (2001). *Décret n°2001-770 portant création de la Cellule de Lutte contre la Malnutrition.*

2. République du Sénégal (2015). *Document de Politique Nationale de Nutrition.*

3. Cellule de Lutte contre la Malnutrition (CLM). (2022). *Rapport annuel sur la situation nutritionnelle au Sénégal.*

4. UNICEF, OMS, Banque Mondiale. (2023). *Global Nutrition Report – Country Profile: Senegal.*

5. FAO, PAM, UNICEF, OMS. (2022). *The State of Food Security and Nutrition in the World.*

6. Ndiaye, M., & Fall, F. (2018). *La nutrition communautaire au Sénégal : enjeux, défis et perspectives.* Revue Africaine de Santé Publique.

7. SUN Movement. (2021). *Senegal: Annual Progress Report.*

8. CNLS. (2019). *Rapport national de suivi des engagements multisectoriels de nutrition.*

9. Gayi, S. (2016). *Nutrition et développement au Sénégal : Analyse critique d'une décennie d'action.* Dakar : Enda Tiers Monde.

10. WHO (2021). *Nutrition Landscape Information System (NLIS) Country Profile: Senegal.*

CHAPITRE 11

PERSPECTIVES D'AVENIR ET NOTE CONCLUSIVE

Au terme de ce voyage à travers l'histoire de la nutrition au Sénégal, force est de constater le chemin parcouru. D'un pays confronté à des famines et à une malnutrition endémique à l'aube de son indépendance, le Sénégal est devenu en 2020 l'un des pays africains cités en exemple pour la réussite de ses politiques nutritionnelles. Le défi majeur désormais est de pérenniser ces acquis et d'atteindre les cibles fixées par les Objectifs de Développement Durable, notamment l'Objectif 2 « Faim Zéro » à l'horizon 2030.

Plusieurs perspectives et orientations se dessinent pour y parvenir :

1. Vers l'objectif FAIM ZERO et la pérennisation des acquis

1.1 Institutionnalisation complète de la nutrition

La Cellule de Lutte contre la Malnutrition (CLM) a prouvé son efficacité, mais il s'agit de la « verdir » dans l'organigramme de l'État pour assurer sa durabilité. Des discussions évoquent la transformation de la CLM en une Agence Nationale de la Nutrition possédant une ligne budgétaire propre et un pouvoir réglementaire. L'intégration de la nutrition dans les politiques décentralisées devra aussi être renforcée, en allouant par exemple un budget dédié dans chaque région.

1.2 Financement domestique accru

Avec la baisse relative de l'aide internationale, le gouvernement sénégalais a déjà augmenté la part nationale du financement des programmes (on est passé d'environ 10 % de financement domestique du PRN en 2005 à plus de 50 % en 2018). Poursuivre dans cette voie est crucial. Le plaidoyer économique en faveur de la nutrition devra continuer pour convaincre le Ministère des Finances d'investir dans ce secteur à hauts retours sur investissement.

1.3 Renforcement des systèmes de suivi et d'alerte

La disponibilité de données fines et en temps réel a beaucoup progressé (enquêtes SMART annuelles, système d'information sanitaire incluant la nutrition). Il conviendra de développer un système d'alerte précoce encore plus réactif face aux chocs (climatiques, économiques). Par exemple, une surveillance nutritionnelle communautaire numérique pourrait permettre de détecter immédiatement une remontée de la malnutrition dans une localité et d'y répondre avant qu'elle n'empire.

1.4 Innovation programmatique

Pour les problèmes persistants (anémie, retard de croissance dans certaines poches) ou émergents (obésité), innover est nécessaire. On peut imaginer par exemple l'enrichissement bio fortifié de denrées de base (le riz importé pourrait être enrichi en vitamines/minéraux), ou encore des initiatives de « prescription sociale » où les médecins orienteraient les patients diabétiques/obèses vers des programmes nutritionnels subventionnés (coaching diététique, coupons pour fruits et légumes, etc.). L'utilisation des nouvelles technologies (applications mobiles de conseil nutritionnel, coaching via SMS) offre aussi un potentiel à explorer pour toucher la jeune génération.

2. Défis à surmonter

Malgré l'optimisme affiché par les autorités, certains défis structurels subsistent et pourraient freiner les progrès si l'on n'y prend garde :

2.1 Changements climatiques et sécurité alimentaire

La fréquence accrue des sécheresses ou inondations due au climat menace la production agricole locale. Assurer la résilience alimentaire (via l'agro écologie, le stockage, l'irrigation) sera indispensable pour ne pas voir ressurgir des crises nutritionnelles sévères. Le lien climat-nutrition doit être intégré dans les politiques (par ex : variétés résistantes à la sécheresse pour garantir l'approvisionnement, diversification des sources d'importation pour réduire la vulnérabilité).

2.2 Croissance démographique

La population sénégalaise, majoritairement jeune, continue de croître rapidement. Nourrir sainement 30 millions d'habitants en 2035 sera un challenge si la production et la distribution ne suivent pas. Les programmes de planification familiale et d'espacement des naissances, en plus de leurs bénéfices sur la santé des mères et enfants, contribueront aussi à la lutte contre la malnutrition en évitant des charges trop lourdes sur les ménages.

2.3 Disparités socio-économiques

La pauvreté recule, mais inégalement. Les quartiers urbains très pauvres (bidonvilles) et certaines zones rurales enclavées (Ferlo, zones frontalières du sud-est) concentrent de plus en plus la malnutrition résiduelle. Atteindre ces derniers bastions demandera des efforts ciblés, qui peuvent être coûteux (transport, logistique) pour toucher des populations dispersées ou marginalisées.

2.4 Évolutions culturelles

L'amélioration durable de la nutrition passe aussi par des changements de comportements sur plusieurs générations. Or, on le sait, les pratiques culturelles évoluent lentement. Par exemple, convaincre de l'exclusivité de l'allaitement, ou de la réduction de la consommation de sel, peut prendre du temps face à des habitudes bien ancrées. Il faudra maintenir l'éducation et la communication de manière continue, en impliquant des leaders communautaires (chefs religieux, chefs de village, personnalités locales) pour faire passer les messages.

3. Conclusion : une histoire de succès et de vigilance

L'histoire de la nutrition au Sénégal, que nous avons retracée, est riche d'enseignements. Elle montre comment, en l'espace de quelques décennies, un pays a pu inverser la trajectoire de la malnutrition par la combinaison d'une volonté politique, d'une expertise locale, d'un engagement communautaire et d'un soutien international bien orienté. Des premières rations de riz distribuées sous l'administration coloniale aux transferts monétaires couplés à l'éducation nutritionnelle dans les foyers de Dakar, le Sénégal a constamment appris, adapté et innové pour relever le défi de nourrir sainement sa population.

C'est également une histoire de résilience : résilience face aux crises climatiques du Sahel, face aux chocs économiques, face aux transitions sociales. À chaque étape, les acteurs – qu'ils soient décideurs, professionnels de santé, chercheurs ou simples mères de famille – ont joué leur partition pour éviter le pire et construire le meilleur.

Le Sénégal de 2025 se trouve à la croisée des chemins. D'un côté, il peut se targuer d'avoir pratiquement éradiqué la malnutrition aiguë de ses urgences pédiatriques, d'avoir réduit drastiquement le retard de croissance chez ses enfants, et d'avoir ancré la nutrition dans ses politiques de développement. De l'autre, il doit veiller à ne pas baisser la garde : la malnutrition, sous ses formes changeantes, reste un ennemi tenace. Les réussites passées ne garantissent pas les victoires futures, mais elles donnent confiance en la capacité du pays à innover et à s'adapter.

En refermant cet ouvrage, nous mesurons combien la nutrition est un baromètre du progrès d'une nation. Continuer d'écrire cette histoire, c'est s'assurer que le Sénégal de demain, émergent et prospère, sera bâti sur des fondations humaines solides – des enfants bien nourris, des adultes en bonne santé, une société consciente que la richesse d'un pays commence dans l'assiette de ses citoyens.

RÉFÉRENCES BIBLIOGRAPHIQUES

1. Organisation des Nations Unies (2020). *Rapport ODD 2020 – Sénégal.*

Synthèse des progrès vers l'ODD2 (Faim Zéro).

2. Cellule de Lutte contre la Malnutrition (2020). *Plan Stratégique Multisectoriel de Nutrition (PSMN) 2018-2022*. Dakar.

3. World Food Programme & Govt. of Senegal (2018). *National Food Security and Climate Change Vulnerability Assessment*. Dakar.

4. Scaling Up Nutrition Senegal (2021). *Strategic Review of Nutrition Financing in Senegal*. (Examen des financements domestiques vs extérieurs).

5. The Lancet (2013). *"Maternal and Child Nutrition Series – Executive Summary"*. Lancet series, July 2013 (mention du Sénégal en success story).

ANNEXE

CHRONOLOGIE DE LA NUTRITION AU SÉNÉGAL (PRINCIPALES DATES)

✓ **1895-1958** : Dakar est la capitale de l'Afrique Occidentale française – centre administratif d'où partent les premières enquêtes alimentaires coloniales.

✓ **1914-1918** : Rationnements alimentaires en AOF durant la 1ère Guerre mondiale, famine locale et premières reconnaissances officielles de la malnutrition indigène

✓ **1939-1945** : 2ème Guerre mondiale, aggravation des pénuries. Début des études médicales sur la malnutrition infantile (kwashiorkor) en Afrique.

✓ **1956** : Fondation à Dakar de l'ORANA (Organisme de Recherche sur l'Alimentation et la Nutrition Africaines).

✓ **1960** : Indépendance du Sénégal. Création du Ministère de la Santé Publique qui hérite des centres nutritionnels coloniaux.

✓ **1961** : 1er Plan Quadriennal – la nutrition déclarée priorité nationale (femmes et enfants vulnérables).

✓ **1963** : Création de l'Institut de Technologie Alimentaire (ITA).

✓ **1965** : 2ème Plan – création du BANAS (Bureau Alimentation et Nutrition Appliquée).

✓ **1968** : Conférence africaine de Dakar sur la Nutrition de l'Enfant.

✓ **1968-1974** : Sécheresse du Sahel – crise nutritionnelle.

- ✓ **1973** : 4ème Plan – lancement du Programme de Protection Nutritionnelle et Sanitaire (PPNS).
- ✓ **1977** : 5ème Plan – Stratégie d'investissement alimentaire 1977-85.
- ✓ **1978** : Déclaration d'Alma-Ata sur les soins primaires – intégration de la nutrition.
- ✓ **1981** : Abdou Diouf président. 6ème Plan – priorité à la santé primaire incluant nutrition.
- ✓ **1985** : Programme d'ajustement structurel – budgets sociaux réduits.
- ✓ **1986** : 1ère Enquête Démographique et de Santé (EDS) – première mesure nationale de la malnutrition (34 % de stunting : retard de croissance).
- ✓ **1988** : Création du SANAS (Service Alimentation Nutrition Appliquée)
- ✓ **1989** : Lancement du Programme Santé Maternelle Infantile/Planification

  Familiale (PSMI/PF) avec volet nutrition
- ✓ **1990** : Déclaration d'Innocenti sur l'allaitement maternel
- ✓ **1992** : Conférence internationale sur la nutrition (CIN1, Rome).
- ✓ **1994** : Dévaluation du FCFA – troubles urbains liés aux prix. Création de la Commission Nationale de Lutte contre la Malnutrition (CNLM) auprès du Président. Stratégie d'iodation universelle du sel adoptée.
- ✓ **1995** : Lancement du Projet de Nutrition Communautaire (PNC) (AGETIP).
- ✓ **1996** : 9ème Plan – inclusion officielle de la nutrition dans le plan de développement.
- ✓ **1997** : Plan National d'Action Nutrition post-CIN.

- ✓ **1999** : 1éres Journées de supplémentation en vitamine A couplées aux JNV.
- ✓ **2000** : Abdoulaye Wade président. Objectifs du millénaire (OMD) adoptés – objectif de réduction de la faim de moitié d'ici 2015.
- ✓ **2001** : Création de la Cellule de Lutte contre la Malnutrition (CLM) sous la Primature. Lettre de Politique de Développement de la Nutrition (LPDN).
- ✓ **2002** : Lancement du Programme de Renforcement de la Nutrition (PRN) – Phase I
- ✓ **2006** : Revue LANCET sur la survie de l'enfant co-signée par Macky . SALL Premier Ministre. Révision de la LPDN. Décrets sur la fortification alimentaire (huile en vit A, farine en fer).
- ✓ **2011** : Le Sénégal rejoint le Mouvement SUN (Scaling Up Nutrition). Atteinte des OMD : la prévalence de la sous-alimentation est tombée à ~10 %.
- ✓ **2012** : Macky SALL Président. Nutrition intégrée au Plan Sénégal Émergent (PSE).
- ✓ **2014** : Lancement du PRN Phase III (2014-2019). Plan d'Action Prioritaire Nutrition dans le PSE.
- ✓ **2015** : Objectifs de Développement Durable (ODD) adoptés – ODD2 Faim Zéro 2030. Politique nationale nutrition 2015-2025 validée
- ✓ **2016** : Adoption du Plan Stratégique Multisectoriel de Nutrition (PSMN).

  Lancement Initiative Investir dans la Petite Enfance (Banque Mondiale/UNICEF)
- ✓ **2018** : Revue des financements : plus de 50 % du budget nutrition est interne. Le stunting national passe sous la barre de 20 % pour la première fois.

✓ **2020** : Pandémie de COVID-19 – réponse d'urgence de la CLM pour distribuer des vivres et micronutriments aux foyers vulnérables (pour mémoire, impact finalement modéré sur nutrition).

TABLE DES MATIÈRES

CHAPITRE 10 : ANALYSE DE L'ÉVOLUTION DES POLITIQUES, PROGRAMMES ET PRATIQUES DE NUTRITION : DES DOMAINES D'APPRENTISSAGE DE L'EXPÉRIENCE SÉNÉGALAISE 129

Structures éditoriales du groupe L'Harmattan

L'Harmattan Italie
Via degli Artisti, 15
10124 Torino
harmattan.italia@gmail.com

L'Harmattan Hongrie
Kossuth l. u. 14-16.
1053 Budapest
harmattan@harmattan.hu

L'Harmattan Sénégal
10 VDN SICAP AMITIE 3
BP 45034 Dakar-Fann
direction@senharmattan.com

L'Harmattan Cameroun
Tsinga/Derrière polyclinique FECAFOOT
BP 11486 Yaoundé
Jacques.koukam@harmattan.fr

L'Harmattan Burkina Faso
Villa 281, secteur 23 623, rue 14.32
Ouagadougou
zagbie@outlook.fr

L'Harmattan Guinée
Almamya, rue KA 028 OKB Agency
BP 3470 Conakry
harmattanguinee@yahoo.fr

L'Harmattan RDC
185, avenue Nyangwe
Commune de Lingwala – Kinshasa
matangilamusadila@yahoo.fr

L'Harmattan Congo
219, avenue Nelson Mandela
BP 2874 Brazzaville
deunovmikhael@gmail.com

L'Harmattan Mali
Immeuble Mgr Jean Marie Cissé
Aci Hamadallaye
BP 145 Bamako
syllaka@yahoo.fr

L'Harmattan Togo
Djidjole – Maison Amela
face EPP BATOME
02 BP 20680 Lomé
didieramela11@gmail.com

L'Harmattan Côte d'Ivoire
Résidence Karl – Cité des Arts
Abidjan-Cocody
03 BP 1588 Abidjan
harmattan.ivoire@gmail.com

L'Harmattan Bénin
Rue 604, (Immeuble à l'entrée
de la rue UCAO- Cite de Saint-Jean)
Cotonou
stepcorpus@gmail.com

Nos librairies en France

Librairie internationale
16, rue des Écoles
75005 Paris
librairie.internationale@harmattan.fr
01 40 46 79 11
www.librairieharmattan.com

Librairie des savoirs
21, rue des Écoles
75005 Paris
librairie.sh@harmattan.fr
01 46 34 13 71
www.librairieharmattansh.com

www.ingramcontent.com/pod-product-compliance
Lightning Source LLC
LaVergne TN
LVHW021221061026
849535LV00008B/2850
* 9 7 8 2 3 3 6 5 6 3 9 8 5 *